自衛隊メンタル教官が教える

心をリセットする技術

下園壮太

青春新書
INTELLIGENCE

はじめに

今のまま我慢すればいいのか、それとも、勇気を出して、やめるべきなのか。

本書は「やめるか・やめないか」というテーマに向き合っている人に向けて書きました。仕事、パートナーシップ、困った習慣など、何をやめたいのかは人それぞれでしょう。いずれも、本人にとっては重いテーマです。気がつくとそのことばかりぐるぐると考え、結論が出ない……そんなふうに悩んで本書を手に取ってくれた人もいるのではないでしょうか。

「やめる・やめない問題」に向き合うとき、人はすべてを「リセット」したくなります。本書のタイトルも『心をリセットする技術』です。しかし、実際はその問題が投げかけている大切なテーマを見過ごして、やめることを短絡的に決めてしまったり、逆に、思いを飲み込んで我慢し続けてしまう人がとても多いのです。それでは、幸せなリセットにはなりません。せっかく悩むのです。読んだあなたが、「ちょっと苦しかったけど、悩んでよかった！」と、幸せなリセット、生き方のアップデートができるような「『やめる』と向き合う手順」を、本書では述べていきます。

少し裏話をお伝えしましょう。実は、「やめる・やめない問題」をテーマに本を書いてほしい、と依頼され、具体的に考えを進めながらつくづく実感したのは、「やめる・やめないという葛藤《かっとう》は本当に難しい問題だ」ということでした。なぜなら、それは一見、単なる選択の問題のように見えますが、これまで注ぎ込んできたエネルギーや貴重な時間を否定し、時には自分の信念を捨てることになるという、生き方の問題を含んでいることが多いからです。簡単に決められないから、悩んでいるうちにどんどんエネルギーが吸い取られ、未来に対する不安が拡大し、時間がたてばたつほど、決心しにくくなるという特性を持っています。まるでボスキャラが徐々に育つように、「やめる・やめない」があなたを押しつぶそうとします。

私がこれまで支えてきたクライアントの中にも「やめる・やめない問題」で身動きできず、苦しみを長引かせている人がたくさんいました。そんな人たちを支援するにはいくつかのコツがあります。そのコツは、私の自衛官としてのキャリアから見いだしたものです。

私は自衛隊で心理幹部として隊員へのメンタルヘルス支援を行ってきました。自衛隊は決めたことを初志貫徹する組織、という印象を持つ人が多いかもしれませんが、実は、任務に対してはとても柔軟に対応をする組織です。例えば、緊急性のある災害支援などは、準備していったことと現場で求められていることがまったく食い違っていた、というようなことは日常茶飯事です。刻々と変わる任務に対応するには、まず「健康で動ける隊員」が必要です。次に「目標を仮置きし、少し動いて、状況の変化を観察すること」が必要です。平たく言うと、考えすぎず、思いついたらやってみて、それでまた考える、というサイクルを上手に回していくのです。

このような作戦の進め方が、自分の中で固定しやすい「やめる・やめない問題」を柔軟に動かしていくのにぴったりなのです。この方法なら、いたずらに自信を失うこともなく、疲労したり不安で動けなくなることが少ないのです。

「やめる」ということは、これまで積み重ねた努力、歩んできた道を、一部否定することでもあります。「動きながら考える」という過程の中で、あなたは「何を目標にしたら自分は本当に幸せなのか」「自分とは何か」という新たな物語を見つけていくことができるでしょう。それこそが私がもくろむ「リセット」です。

あせって結論を出す必要はありません。本書をガイドに、じっくり向き合う一つひとつのプロセスが、これから生きていくあなたを強く支えていきます。

『自衛隊メンタル教官が教える心をリセットする技術』　目次

2章 究極の組織に学んだ「やめる・やめない問題」の急所
後悔しないやめ方にはコツがある

3章

「やめられない」怖さを手放す
エネルギー、自信、不安のケアが第一歩

4章
「やめる」一歩を踏み出そう
自分の中の「答え」の引き出し方

5章 心をリセットする技術
仕事、パートナー、習慣……悩み別のアドバイス

本文デザイン　ベラビスタスタジオ
編集協力　柳本　操

1章

「やめたくてもやめられない」には理由がある

「人生最大の決断」の乗り越え方

簡単に「つらいなら、やめちゃえば？」と言うけれど……

本書は「やめる」をテーマにした本です。

このテーマに引きつけられ、手に取ってくださったあなたは、きっと今「やめる・やめない」という課題に向き合っていて、迷っていたり、悩んでいる状態だと思います。

職場の人間関係に悩み、通勤する足取りが重い。このままでいるよりは、いっそ転職したほうがいいのではと、そればかり考えている。

派遣で働いていて、仕事に楽しみを見つけられない。自分の代わりになる人などいくらでもいるから、やめても職場に迷惑がかからないことは知っている。しかし、やめて次、どうする？　と思うと、不安が大きくて、動けない。

あるいは、もう心がすれ違ってしまった相手とお別れしたほうがいいのではと思っているが、悩みすぎて、何が何だかわからなくなってきた、など――。


私たちは子どものころからずっと「やめたくなっても、あきらめないこと」が大事である、と教えられてきました。やめたいときには、これまでがんばってきた積み重ねを振り返ろう、つらいからといってすぐにやめるような人間は、この先、何も乗り越えられない、というふうに。だから、大人になっても、「いかに、やめたいという気持ちを打ち消すか」に思考を集中させてきました。

そしていったん決心したら、もうあとは振り返らない。「これからは、迷わず新たな世界でがんばっていくしかない！」と、ポジティブ思考で突き進むべきだとも考えがちです。

しかし、生きていると、「やめる」ことに直面せざるを得ない場面が訪れます。そして、実際は「やめること」とつきあうのは、本当に難しいことなのです。私のカウンセリングでも、何かをやめることに苦しみ、やめたあとに引きずるクライアントが本当に多い。「やめる」は人の悩みの一大テーマなのです。

なのに、「やめる気持ちにどう向き合えばよいか」「どう決めていけばいいのか」「やめたあと、どう気持ちを整理するか」を教えてくれる本やツールはありません。

そこで私は、「やめる・やめない問題」を解きほぐし、無理なく進めていくためのガイドとなる本を書こうと思いました。

仕事、結婚生活、あるいは習い事や、何となくクセになってしまった習慣など、本書では、あらゆる「やめる・やめない」問題を取り扱います。特に、仕事を「やめる・やめない」という問題は、長引く不況やコロナ禍といった状況の中で、その難しさも複雑化しています。乗り越え方をしっかり説明していきましょう。

なぜ「やめる決断」ができないのか

「やめる・やめない問題」は相当手ごわい課題です。そこには大きく3つの理由があります。

「やめる・やめない問題」が手ごわい理由

①人に理解してもらえないから

1つめは、「やめる・やめない問題」の苦しさが、周囲の人には理解してもらえない、つまり「孤独に悩むしかない」テーマだということです。

例えば、あなたの身近な友人が「仕事をやめたい」と相談してきたら、どうでしょう。やめたい理由もはっきりしているようだ。その友人なら次の仕事も見つけられそうだと推測できる。考えた末、あなたは「やめてもいいと思うよ。大丈夫、きっと次の仕事も見つかるし、うまくいく」とアドバイスしたとします。

しかし、友人はずっと動きません。半年後に会うと変わらず「いや～、まだやめられなくて……」と悩んでいる。そして、延々と職場の愚痴《ぐち》を繰り返します。

あなたは、「そんなに嫌なら、やめちゃえばいいのに。アドバイスもしたのに、なんで決断できないの？」と、イライラしてくるかもしれません。

しかし、友人の「やめる・やめない問題」は巨大化して、にっちもさっちもいかず、本人にも判断しようがない複雑な問題になっている可能性が高いのです（巨大化するメカニズムは本書で詳しく紹介します）。

②大人の「やめる・やめない」は複雑な課題だから「やめる・やめない問題」が手ごわい理由

手ごわさの2つめは、「やめる」課題自体が複雑になってきている、ということです。

誰もが、それぞれの人生で、幾度となく、「やめる・やめない問題」に向き合ってきたはずです。例えば、中学生時代に部活をやめるか、やめないかで悩んだ経験があるかもしれません。

やめる悩みは経験ずみだし、そのころに比べたら、自分はもうすっかり大人になった。なのに、決断できないでいるのは、あなたが弱いからでしょうか。優柔不断だからでしょうか。

実は、中学生時代の「やめる・やめない」と、大人になってからの「やめる・やめない」では大きな違いがあります。

若いころは、制約が少なく可能性も大きい。さまざまな困難に立ち向かい、乗り越えることで、能力の幅を広げて経験値を上げることができます。

一方で、大人になったあなたには、「限界」があります。「成長」より「運用」のほうに重点がシフトします。あなたの現在の状況（経験、家庭環境、体力的な問題など）があり、それを考慮したうえで、乗り越えられる課題か、あきらめてやめる選択をすべき課題かを判断しないといけません。人も巻き込むことになります。

思春期にはまったスポ根漫画のように、単純に気力や気合いだけでは乗り越えられないのが大人の「やめる・やめない問題」。なのに、私たちは若いころのままのメンタリティでこの課題に向き合おうとしています。

「やめる・やめない問題」が手ごわい理由

③主導権が自分にあるから

「やめる・やめない問題」の3つめの手ごわさは「自分自身」に主導権がある、ということ。

例えば、仕事のリストラ対象になり、退職せざるを得なくなった、あるいは、パートナーから離婚を告げられた、というふうに、「予期せぬ外圧」によってやめるときには、「やめる」の主導権はありません。他者に「やめる」ことを決定されてしまい、やめざるを得ない状況に追い込まれている。ある意味、悩む余地なくやめることが決まっている。もちろん、この場合もダメージは相当大きく、立ち直るのにも時間が必要となります。ただ、本書で取り扱う「やめる・やめない問題」の葛藤とは少し別のタイプの苦しみなのです。

本書で主に取り扱うのは、「やめる・やめない」の主導権が「あなたの手」に委ねられているケースです。

誰も決めてくれない。その作業は、これまで漕《こ》いできたボートを、流れに逆らって自分で止め、新たなルートに向けて力ずくで方向を変え、あなたの力で、未知のルートに漕ぎ出さなくてはならない。つまり、オール自己責任です。事態は自分次第でいかようにもなる状況です。あれこれ考えるうちに、流れを止めるのも、前に進むのも怖くなって、「もう少し、このままでいたほうがいいのかな」と動けなくなったり、逆に、何とか決めてやめたものの、すぐに後悔が始まり、自分を責め続けたりしてしまう。

一方、「主導権があるからこそ雑になりがち」という側面もあります。他者が関わらないと、私たちの行動はどうしても自分の気分に左右されがちです。

「やめる・やめない問題」は、あなたの生き方に大きく関わってくる問題です。雑に決めるべきではない。これまでの道をしっかりと振り返り、計画を立てて、徐々に、徐々にプロセスを進めていくべき課題であることを、まずは頭に叩き込んでください。

やめられなくなる人が苦しむ「3つの要因」

日々カウンセリングでクライアントに接していると、「やめる・やめない」が人生の大問題となり、苦しんでいる人が多い、と感じます。仕事をやめたい、離婚したいなど、なんらかの「やめたい」を抱え込んで動けなくなっている状態です。

そんなみなさんが口を揃えて言うのは、「どうやったら決められるか、乗り越えられるのかを知りたい」ということ。何か魔法のようなやり方があって、その方法さえ実行すればうまくいくはず、という「乗り越え願望」のようなものがあるのです。

しかし、人生において単純な1つの方法で乗り越えられる課題など存在しません。特に、「やめる・やめない問題」は特別に難しい課題。丁寧に解きほぐす必要があります。

誰にとっても「やめる」は簡単な作業ではない。まずはそのことをしっかり自覚してください。

同時に、「やめる」という課題に突き当たった、ということは、あなたが「このままでは嫌だ」と感じた、ということ。その気持ちを大切にしてほしいのです。じっくりとテーマに向き合っていけば、必ずこれまでとは違うやり方を見つけられます。つまり、殻を破って、これまでよりも視界が開けた世界に漕ぎ出していくことができます。

カウンセリングをしていて感じるのは、「やめる・やめない問題」に悩む人のほとんどが、必要以上に自分を責めているということです。

周囲の人たちは、自分と同じ状況でもがんばっている。なのに自分はこんなことも耐えられず、逃げたいと思うなんてダメだ、というふうに。

どうか自分を責めないでください。その悩みがどのようなメカニズムで深まっているのかを3つの要因に分けて説明しましょう。原因がわかれば、対処すべきルートも見えやすくなります。

「悩み疲れ」でますますやめられなくなる

◎「やめる・やめない問題」がこじれる3大要因
1. エネルギーが減る
2. 自信がなくなる
3. 不安が大きくなる

「やめる・やめない問題」には、ここに挙げた3大要因が関わります。「やめたい」というテーマで悩むとき、去年なら簡単に決断できたことが、今年になるとずるずると決断できなくなってきた、ということがありますが、それは表面的な問題構造は変わらないのに、問題を寝かせておいた間にこれらの3大要因が悪化し、発展してしまっているからです。あなたはどうでしょうか。

1つめの、「エネルギーが減る」について説明するために、まず、エネルギーとは、という定義から説明しましょう。

【エネルギーとは】

エネルギーとは、平たく言うと「元気」のことです。人間が生き、考え、活動する際に必要な、根源的なパワーの源。基礎代謝量のように、普通に生きているだけで常にエネルギーは消費されていて、いつもよりも多く活動したり、ストレスを感じたりすると、エネルギーがより多く消耗されます。

一方、おいしいものを食べたり、お風呂に入ったり、眠って休息を取ることによってエネルギーは回復します。

重要なのは、エネルギーによって、人の感情や意欲、行動も多大な影響を受けるということ。また、「人はエネルギーを使いたくない」という強い傾向があることです。

やめたいときは、新たな環境に移りたいときです。

しかし、エネルギーが低下しているときには、人はそれ以上のエネルギーの拠出をしたくありません。たとえ嫌な環境であっても、その〝嫌さ〟にある程度慣れてしまえば、ルーティン化していて、省エネになっている部分もあるからです。嫌な上司がいても、その場さえやり過ごせばいいさ、というふうに対処している人も多いでしょう。

ところが、いざやめる決断を下してしまうと、状況は大きく変化します。周囲への根回し、新たな場を見つけるための行動……。これまでの生活にプラスアルファの大きなエネルギーが必要となってしまいます。

つまり、エネルギーに余裕があるときは「やめる」という決断ができる人でも、エネルギーが低下しているときは、やめたくてもやめられない状態になるのです。

もう1つ、エネルギーには要注意ポイントがあります。実は、そんなやめられない状態になっていても、本人は「エネルギーが減っている」という自覚がない、ということです。通常、エネルギーの低下は疲労感で自覚するものなのですが、疲労感は気力や気合いなどでかなり麻痺《まひ》させることができてしまうのです（詳しくは、3章の68ページ）。

一方、本能的にはエネルギーレベルの低下を察知しているため、全力で変化を避けようとします。やめることを考えようとするのも嫌になったり、無気力になったり、行動を起こす意欲が低下したりします。

やめたい、でも、やめられない。2つの気持ちが葛藤することで、ますますエネルギーが削られ、うつ状態（74ページ）に陥ることもあります。
実際、パワハラで苦しんでうつ状態になっているのに、それでも（だからこそ）「やめられない」人が多いのです。

「やめたい」と思うことで、自信を失う

エネルギーの低下と並行して起こるのが、2つめの「自信がなくなる」です。
自信について、私は以下のようなとらえ方をしています。

【自信とは】

自信とは、困難があっても自分は何とか乗り越えてやっていける、という心の支えとなるもの。大きく以下の3要素から構成されています。

・第1の自信＝〇〇が「できる」「勝てる」自信
・第2の自信＝自分の性能（ポテンシャル）、生き方についての自信
・第3の自信＝助け合える仲間や愛する人がいる自信

自分はできる（第1の自信）、自分は健康で今の生き方で大丈夫（第2の自信）、自分は周囲から認められ、好意を抱かれる（第3の自信）、という気持ちは、その人の生存を深いところで保障し、見えない部分で支え、勇気づけています。

エネルギーが低下してくると、頭が働かない、がんばりが利かない、疲れが抜けない、いろいろなことが負担に感じられる、体調が悪くなる、イライラする――といった「症状」が出始めます。仕事のミスなどにより第1の自信が低下し、自分を思うようにコントロールできないことで、第2の自信が崩れます。

それだけではありません。やめることが、単なる二者択一の選択と違うのは、これまでずっとがんばってきた、エネルギーを注いできたあなたの人生を「否定する」ことにつながるということ。これが、第2の自信を大きく低下させるのです。

「やめる」が、組織からの離脱、人間関係からの離脱を伴うときには、第3の自信まで脅《おびや》かされます。

3つの自信低下の中でも、特に「これまでの努力には意味がなかったんだ」と感じる第

２の自信低下は、まさに自己否定。そんな思いをするくらいなら……と、やめる決断にブレーキがかかります。

「もっと事態が悪くなるかも」という不安

エネルギーと自信の低下に伴う（やめるに対する）ブレーキ。しかし、このままでいるのもつらい。どうやってこの先やっていけばいいのだろう、と悩みに悩むと、強まってくるのが、３つめの「不安の拡大」です。

不安という感情についても、ここで簡単に説明しておきましょう。

【不安とは】

不安は、あなたの命を守ろうとしている感情です。

突然ですが、私は人間を理解するときには「原始人だったころ」をイメージする、という方法を取っています。文明が発達し生活は便利に快適になったとはいえ、人間の体の機能や感情は、原始人のころからさほど変わっていないからです。このように、原始人に当てはめてみる考え方を、「原始人モード」と名付けています。

では、原始人モードで「先が見えないことに不安を感じる」とは、どういうことでしょう。人は、大きい体や速く駆ける脚、鋭い牙や爪、硬い甲羅《こうら》を持たない代わりに、「我が身に起こり得るリスクを予知する力」を身につけました。湧き上がる不安に対処する行動を取ることによって、危険を避け、生き延びる能力を身につけてきたのです。

つまり、不安はあなたに降りかかるこの先のリスクを避けようとする、大切な予知能力とも言えます。ただ、不安は生きるか死ぬかの必死の行動を生むので、現代人にとっては、少し過剰発動気味になりがちです。

「やめる・やめない問題」を抱えているときには、不安が高まりやすくなります。エネルギーを失い、自信も失っているあなたは、原始人モードでは、敵からの攻撃を非常に受けやすい状態、つまり、命の危機にさらされています。そこで、感情はいつもより強く不安を発動し、あなたを守ろうとするのです。

今の苦しい状態が続いたらどうなるのか、不安は悲惨な未来イメージを次々と見せてきます。未来へのチョイスが1つのときには、不安の切迫感は私たちに必死に対策を考えさせ、対処のための行動を起こさせようとします。つまり、不安は力を与えてくれるのです。

ところが、「やめる・やめない問題」になると、不安の動きが変わります。

今の状況を続けるときの苦しいイメージだけでなく、やめたあとの悲惨なイメージまでも想像させるのです。選択に対し非常に慎重にさせる。私はこれを「すくませる」機能と呼んでいます。原始人モードでは、命がかかっているから、当たり前と言えば当たり前です。情報が少ない原始時代は、軽はずみに決めて行動するリスクより、今、何とか生きていられる住み処《すか》にしばらくひっそりと身を潜めておいたほうが、生き延びる可能性が高かったのでしょう。

ただ、この状態は現代人にはとてもつらい。いっそう、「決められなくなる」からです。しかし、不安にただ揺さぶられるままでは、「怖いからやめたい、でも怖いからやめる決心もつかない」というふうに、葛藤は続くばかりです。

3つの要因が絡まり合うと問題が肥大化する

やめたい、と思う。たまたまエネルギーが少ないときには、すぐに決心がつかない。これまでの自分の生き方、努力を否定するのもつらい。やめたあと、うまくやれるかという不安も大きい。だからすくんでしまう。

とりあえず現状の苦しさを我慢する生活が長引くことで、ますます疲れてくる（エネルギー低下）。また、決められない自分に自信を失う（自信低下）。こうしてどんどん決断が難しくなる一方で、現状を続ける苦しさも時間とともに限界に近づいていく。

誰かが決めてくれるわけでもない状態だと、こんな大ごとを一人で決断するのが怖くなる。そうなると、次は「動かないことへの理由探し」をするようになります。

ここまでがんばったんだから、とか、ここまで続けたものをやめるのはもったいない、という考えが強くなります。そして、動かない状態が固定化するのです。

このように、エネルギーの低下、自信の低下、不安の拡大という3要素が、まさに三つ巴《どもえ》になり、時間とともに雪だるまのように拡大していくのが「やめる・やめない問題」なのです。

その人が悩んでいることは、周囲から見れば、軽く「やめればいいじゃん」ですむようなことかもしれません。やめたほうが絶対に楽だ、あなたなら次の道も見つかる、何より、今、すごく苦しそうじゃないか、と周囲は繰り返しあなたを説得するかもしれません。

しかし、現場にいる本人には、まったく違う景色が見えているのです。エネルギーが低

（図1）「やめる・やめない問題」で天秤は壊れそう！

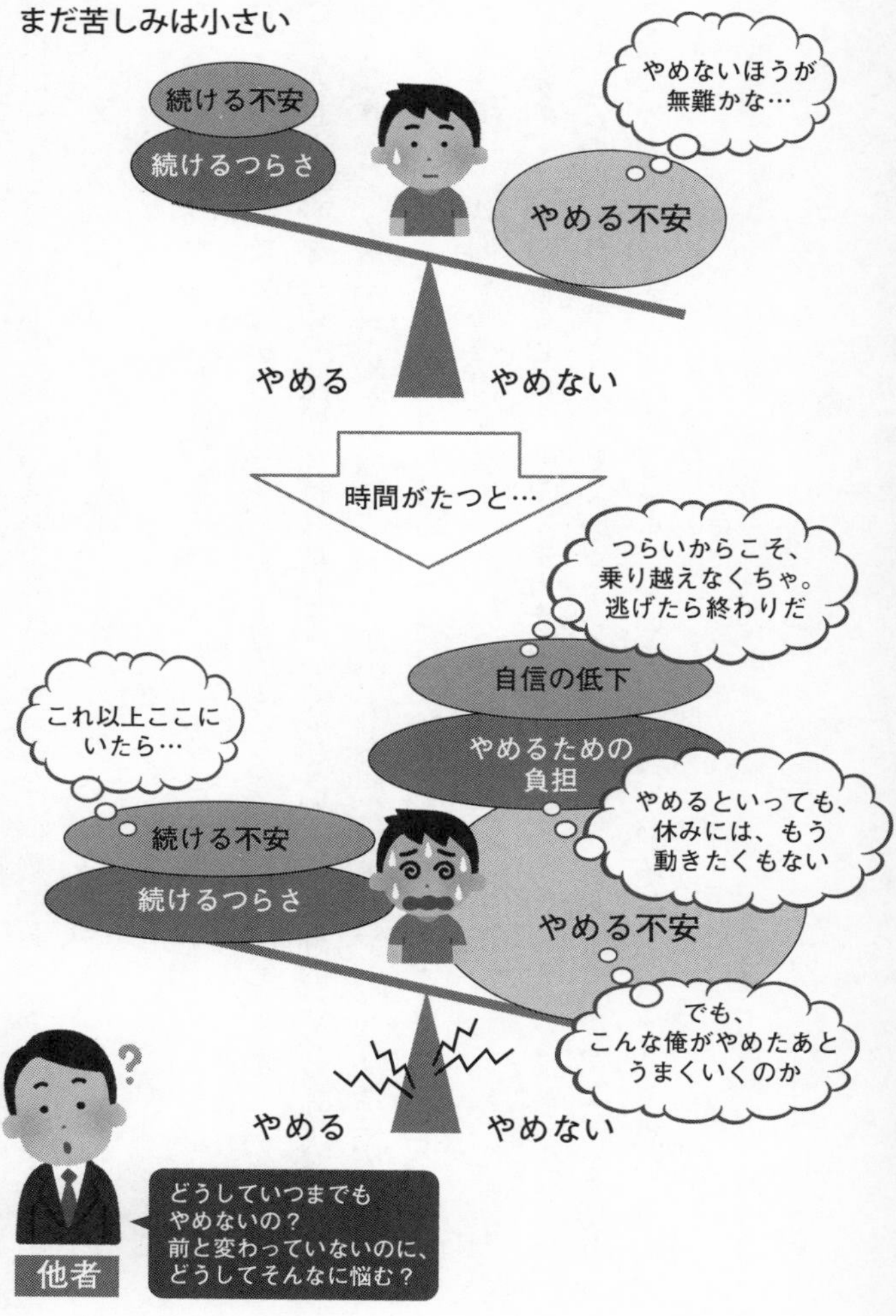

下し、自信もなくなり、不安でいっぱいの人は、ブラック企業であっても、そこを途中でやめることが「死んでしまう」くらい怖い。だから、やめられません。

やめられない人の苦しさの本質がおわかりいただけたでしょうか。

今はそれほど悩んでいないけどなぁ、という人もいるでしょう。しかし、このまま苦しさをごまかし、疲労をため、課題を持ち越していくと、いくら精神的にタフな人でも葛藤が大きくなり、「やめる・やめない問題」が人生の大問題に肥大していく可能性が大きい。

「やめる・やめない」こと、「あきらめる」ことは、複雑で、乗り越えるには高度なテクニックが必要です。時間も必要です。

残念ながら、この難しさは変えようがありません。

しかし、この難しさを解きほぐしていくコツがあります。変えようがないことを切り分け、あなたの力で「変えていける」ことについて、本書でお伝えしていこうと思います。

2章

究極の組織に学んだ「やめる・やめない問題」の急所

後悔しないやめ方にはコツがある

自衛隊におけるメンタルヘルスの重要性

かくも複雑で、乗り越えるのも難しい「やめる・やめない問題」を、どうして私が「乗り越えていける」とお伝えしたいのかについて、疑問に思われるかもしれません。

ここで、私がこれまでどのようにこの困難な「やめる・やめない問題」と向き合ってきたかについて触れておきましょう。

私は、陸上自衛隊で、メンタルヘルス全般にわたって指揮官をサポートする「心理幹部」という職の創設に関わり、25年前、その初代として勤務して以降、陸上自衛隊の衛生科隊員（医師や看護師など）に、メンタルヘルス、うつ・自殺防止対策、惨事ストレス対処、カウンセリング技術などを教えてきました。後輩の心理幹部を育てることも大切な仕事の柱で、退職までにおよそ200人の心理幹部要員を教育しました。

その間に、「自殺・事故のアフターケアチーム（ポストベンション）」のメンバーとして、300件以上の自殺や事故のケアに関わってきました。また、震災などの際のストレス対処支援チームの運用や、「強い心の隊員」育成プログラムの開発にも携わってきました。

2015年に退職したあとは、カウンセリング・コーチングを行うほか、NPO法人メンタルレスキュー協会の理事長として、死にたい気持ちを持つクライアントや悲惨な出来事の直後でショックを受けているクライアントを、心理的に支える知識と技術の普及に努めています。

これらの経験の中で、私は次第に「やめる・やめない問題」のツボ（急所）を理解するようになりました。特に理解が進んだ体験を3つ紹介します。

私が「やめる・やめない問題」を得意とする理由

①うつに精通しているから

1つめの体験は、「うつからのリハビリ支援」です。

「やめたい」が人生の大問題となっている人は共通して、程度の差こそあれ、「うつ状態」にあります。

この「うつ状態」に、私は25年間の心理幹部時代から繰り返し向き合ってきました。

「自衛官って心身ともに鍛え抜いている人たちなのでは？」と驚かれるでしょうか。しかし、自衛官もみなさんと同じように、当たり前に傷ついたり疲れたりする、生身の人間です。厳しい任務に直面して自信を失ったり、知らないうちに疲労をためてうつになる人は、たくさんいるのです。

うつ状態には、独特の難しさがあります。

うつになっている人に最も必要なことは「エネルギーを取り戻すこと」です。だから私も「まずはお休みを取りましょう」とクライアントに伝えます。しかし、うつになっていると人は「休めません」と言うのです。もう、決まり文句のように、みなさんそうおっしゃいます。

疲れをさほどためていないときには「疲れたから休もう」と何の苦労もせず即決できることが、疲れがたまるとできなくなる。いったいこの矛盾は、どこから起きるのでしょう。

仕事さえしていればこれ以上落ちない、と思う「しがみつき」

休めばいいのに、休めない。

このような状態を私は仕事への「しがみつき」と呼んでいます。

【しがみつきとは】

しがみつきとは、「自分は苦しさに対処している」と感じたいがために、これまで頼りにしてきたストレス対処法を繰り返してしまうこと。ストレス対処法は、それをやることによるプラス面が多いときにはストレス対処法になりますが、マイナス面が多くなると、かえってストレスを増加させてしまいます。どう考えてもマイナス面が多くなっているのに、それにしがみついてしまうことがあります。仕事へのしがみつき、アルコールやギャンブルへのしがみつきなどが代表例です。

本人はそのことのマイナス面を自覚しはじめているのに、やめられない。しがみつきは、「やめる・やめない問題」の1つの典型的な形でもあります。

疲れの原因は明らかに仕事であるのに、仕事にしがみついてしまうのは、しがみつきたくなる「魔力」がたくさんあるためです。

- 経済的に安定する（休まず働けばお金の不安が軽くなる）
- 私生活でトラブルがあっても仕事に行けば、その間は集中して、嫌なことを考えなくてすむ（不安の思考への対処）

・周囲から必要とされ、役に立っていると思えることで、第3の自信を失わなくてすむ
・私は今までの生き方で何とかやれている、という生き方への自信（第2の自信）をキープできる

生き方への自信が補強されるから、つらいときこそ、仕事が救いになってしまう。

しかし、説明したように、その効果がマイナスに傾くと問題になります。

うつっぽくなると、頭が働かなくなり、仕事をしていても作業に何倍も時間がかかるようになる。ミスをしやすくなり、プレッシャーも増し、ますますエネルギーが奪われます。自信がなくなり、不安も大きくなります。心身ともに疲れ果てるので、仕事どころではなくなっていきます。しかしそれでも（それだからこそ）仕事に行けば、責任を果たしたり必要とされているような気がするから、仕事をやめられなくなる。仕事がうつ症状をごまかす「薬」になっているから、手放せなくなるのです。しかし、客観的に見ればどう考えても悪循環です。

この状態になると、単に「活動をやめて休む」というだけでなく、「仕事をやめる」「パ

ワハラ上司から離れる」というさまざまな対処にも、クライアントは抵抗するようになります。どれも今の環境での活動を「止める」ことを含むからです。

「休むなんて言ったら、大変なことになる。仕事をやっていけなくなる」というクライアントに、私は、「では、いっそのこと苦しさの原因となっている仕事を〝やめる〟という選択肢もありますよ」とお話しします。すると、「絶対にやめられません。それくらいなら死にます」と、極端な発言になることもあります。

実は、この「やめる・やめられない問題」を上手にサポートしないと、クライアントさんのうつを回復に導けないのです。

私は、数多くのうつの支援をする中で、この問題をゆるめる手順に精通してきました。だからこそ、そのコツをお伝えできるのです。

私が「やめる・やめない問題」を得意とする理由

②新たな物語作りが大切だと知っているから

「やめる・やめない問題」で悩んでいると、「悩んでいるうちに目的を見失ってしまう」ことがあります。

人は、葛藤するうちに、だんだんその道を歩みはじめた当初の目的も、今向かおうとしている目的地もわからなくなってくるのです。言い換えるなら、「自分は何を大切にして、生きていきたいのか」といった物語が、まったく見えなくなる。

私は、その人の生きる目的となるような価値観を「物語」と呼んでいます。

例えば、うつ状態の人に対して医師は「うつ病ですね。休職が必要です」と診断名を告げ、薬を処方するかもしれません。それはそれで正しいことです。しかし、心が弱っている人をサポートするときに充分な手法とは言えません。なぜなら、本人が医師の言葉を受け取ったときに感じている「私はうつになってしまったんだ、ダメになってしまったんだ」という気持ちに対して、何のサポートもできていないからです。

私は、カウンセラーとして心を扱うときに最も大事なのは、これまでの物語では「挫折」に当たる体験をし、自信を失ったクライアントの「新たな物語作り」をお手伝いすることだと思っています。その物語は、クライアントに希望を与え、素直に受け入れられるものである必要があります。ですから、例えばうつの方に対しても、「あなたの心が弱いとか、壊れているとかではなく、ただ、がんばりすぎた結果、今、そういう症状が出ているだけですよ。休めば元通りになりますよ」とお伝えするのです。すると、クライアントはいたずらに自分を責めずに「そうか、休んでみよう」と思うことができ、うつのときに最も必要な「休息」を取れるようになります。


自衛隊で、精神を取り扱うことは、常に重要課題です。

自衛隊だけでなく、ストレスの嵐にさらされる軍人の心の問題をどう取り扱っていくかは各国の軍にとっても重要で、これまで長く研究が行われてきました。

砲弾が飛び交い、恐怖体験や長期にわたるストレスで、体だけでなく心まで深くむしばまれる兵士。砲弾を受けずとも、心理ダメージが及ぶことを「戦争神経症（War neurosis）」と呼んだ時期もありました。しかし、この病名にはどこか「弱い人間がかかるものだ」というものの見方が見え隠れします。戦争神経症と診断されるのを恐れて、兵士はメンタルヘルスの支援を受けようとはしませんでした。

しかし、第二次世界大戦のときに「戦闘疲労（Combat fatigue）」という言葉が使われるようになると、状況が変わります。これなら、「私は、人一倍がんばって疲れ果てた。疲れただけなので、休めば元に戻れる」という印象を持ってもらえたのです。おわかりのように第2の自信に配慮したネーミングです。兵士のメンタルヘルスサービスの活用度が高まり、職場復帰率も上がりました。

さて、平和な日本に話を戻しましょう。

日本でも、うつ状態などのメンタル疾患に対して、かなりの偏見がありました。私がメンタルヘルス分野での活動をはじめた25年前と比べれば、社会における理解度もずいぶん上がったのではないでしょうか。

ただ今でも、「自分は精神疾患になるほど心が弱くない」という物語を持っている人が多いのも事実です。そんな人がうつになると、自分の物語によって苦しみ、対処が遅れ、うつが悪化します。

「うつ状態は心の弱さが原因ではない。知らない間にがんばりすぎた結果の心身の消耗によって、うつの症状が出ているだけ。休めば元に戻れる」という新しい物語を作ることができると、人は休もうと思えるし、回復していける。その先も見通せるようになるのです。

多くのカウンセリングから、私は自信を持ってそう言うことができます。

「言い聞かせ物語」を手放して新たな物語を作る

「やめる」という問題に向き合い、悩めば悩むほど、人は「自分は何を大切にして生きていきたいのか」という本質から遠のいていきます。

実際に、会社をやめたい人に、「そもそもどうしてこの会社を選んだのですか」と私が質問すると、びっくりしたように「ああ、そんなこと、もう長い間忘れていました」とおっしゃいます。夫婦関係なども、そうかもしれませんね。

エネルギーと自信が削られ、不安がたまっているのには気づかない代わりに、ふくらんでいくのは、「自分はこんなにがんばっているのに」という被害者意識や、「相手のやり方が絶対おかしい！」という敵対心かもしれません。

そして、苦しくなってくると、人は子どものころから使ってきた「子どもの心の強さ」という価値観（物語）を動員させて、自分を説き伏せようとするのです（詳しくは、97ページ）。

子どもの心の強さは、「これまでやってきたことを捨てるのか」「途中であきらめていいのか」「逃げていいのか」と言ってきます。自分を叱り、その価値観に従うように言い聞かせて、必死で今の状態をキープさせようとしてしまうのです。

確かにこれまでは、その言い聞かせ物語で数々の試練を乗り越えてこられたのかもしれません。しかし、今、身動きできないほど苦しいのだとしたら、「続けたほうがいいのか、やめたほうがいいのか」を判断する天秤に重い荷物がたくさん積まれている状態。天秤は壊れそうな、ギリギリの状態かもしれません。

そんなときに私は、思考の交通整理を提案します。例えばできること、できないことを分けてみよう。やめるかやめないか、とりあえず、気持ちを決める時期だけ、決めてみよう、というふうに。これらは全部やる、すぐやるという「子どもの心の強さ」とは別の態度です。そんな新しい視点で、自分で自分を苦しめている思考から自由になる作業を、私は「新たな物語作り」と呼んでいます。

ここまでお伝えしてきた、「エネルギー」や「原始人モード」といったとらえ方も、すべて私がクライアントに提案するために作ってきた「物語」です。正論とか正解とかではなく、今のその人にしっくりくる解釈。自分と照らし合わせ、そういうことか、と納得できるのが、物語の持つ素敵な作用です。新たな物語作りをすることは、自分がやってきたことには意味があった、と、その苦しみの意味を発見する力も備えています。

人から見れば、いつでも軽くやめられそうな習い事であっても、「やめる・やめない問題」にはまると、誰もが迷子になります。「言い聞かせ物語」をする自分が、簡単にやめることを許さないからです。

だから、あなたの自信をムダにくじくことがないよう、新たな物語作りが必要になります。これまでの物語を決して全面否定せずに、さらに包み込むような物語作りのコツは、4章でお話ししましょう。

私が「やめる・やめない問題」を得意とする理由
③動きながら解決していく方法を知っているから

やめるにしても、やめないにしても、プロセスを進めていくときに、決して忘れてはいけないことがあります。

それは「計画通りにはいかない」という現実への覚悟をすることと、常に現状の冷静な「観察」を忘れないこと。

「ＰＤＣＡサイクル」というのをご存じでしょうか。ビジネスなどにおいて、計画を立てて

（図2）ＰＤＣＡサイクル

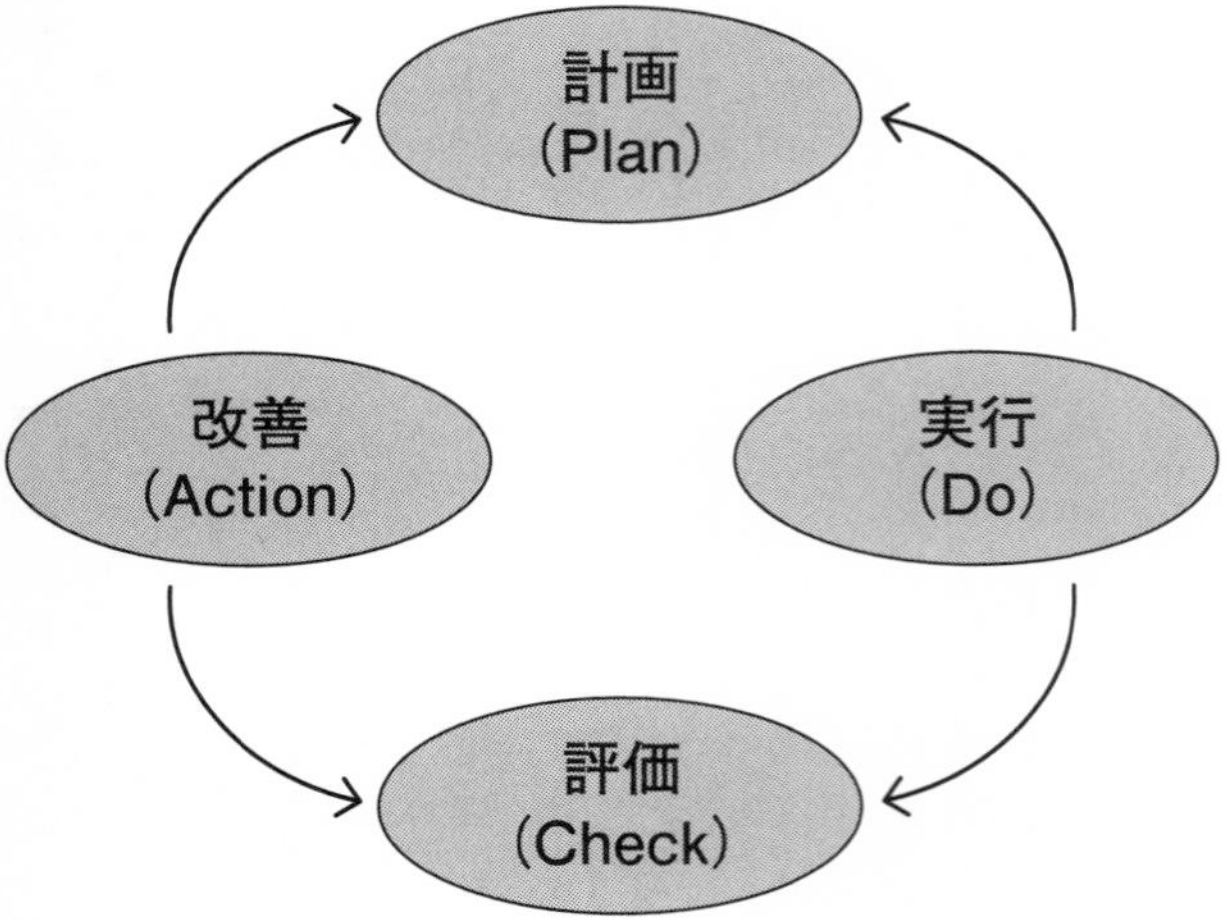

行動していく際に使われる考え方の用語が、「ＰＤＣＡサイクル」です（図2）。最初の「Plan（計画）」で目標を設定し、情報収集をし、それを受けて解決策を「Do（実行）」する。やってみた解決策を「Check（評価）」し、「Action（改善）」で、業務の改善を行います。こうしてＰ、Ｄ、Ｃ、Ａと回していくのが、ＰＤＣＡサイクルです。

このやり方は、工場などで決められた工程を守りつつ、いかに低コストで高い生産性を発揮するか、という課題解決を目的にしたもの。ある程度、固定した環境を想定していて、計画を大切にし、それがきちんと実行できたかに注目していきます。

（図3）OODAループ

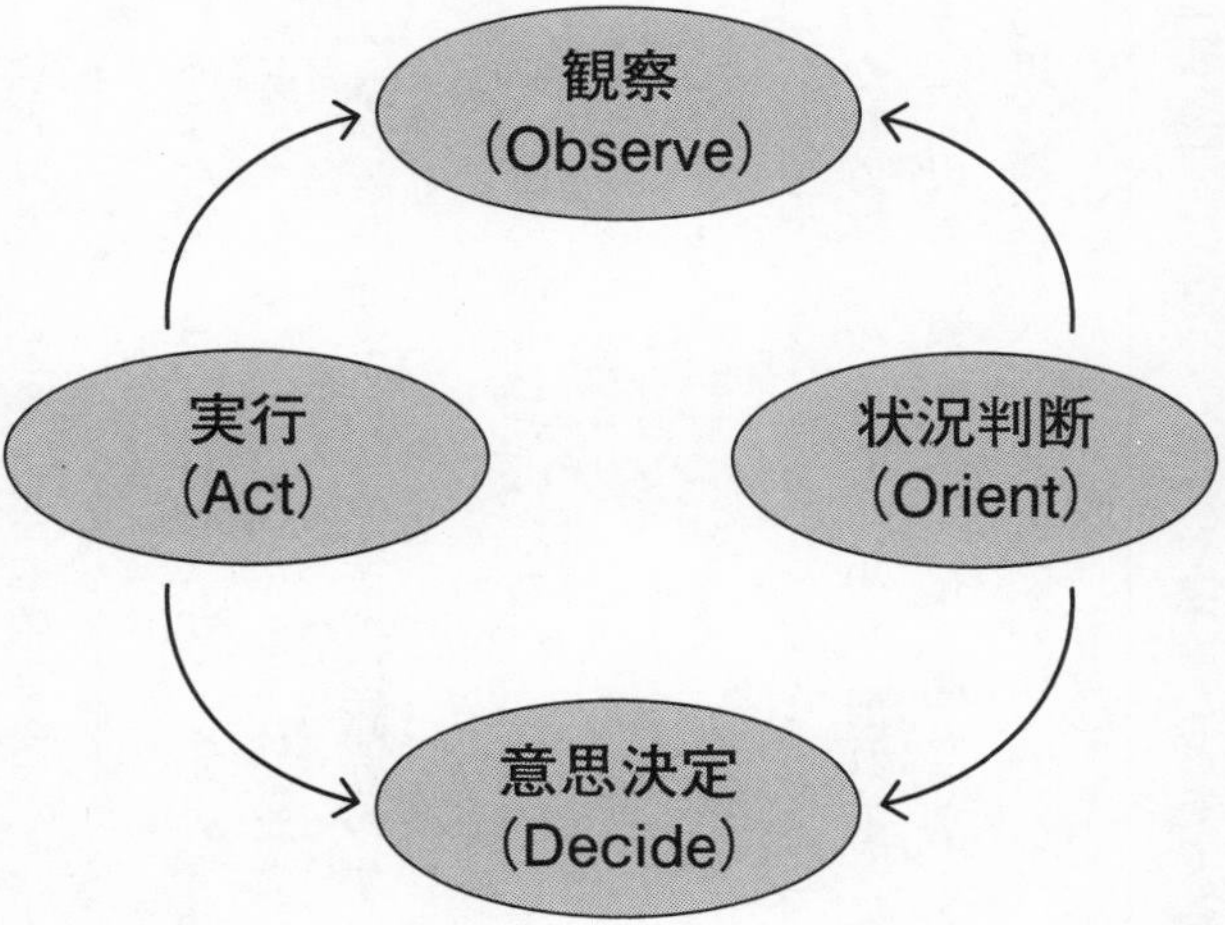

しかし、「やめる・やめない問題」には、そもそも工程は決まっていないし、目的もあるようでない、というふうに中途半端さがあります。ＰＤＣＡサイクルの発想で「やめる日に向けて、計画を着々と実行していきましょう」といった手順とは相性がよくないのです。

やめる、と決めたあなたは、目標を設定し、何か行動を起こすかもしれません。しかし、これまで紹介したように、「やめる・やめない問題」は、表面的には簡単に見えても、実は心理的には複雑で大きな問題。行動を進めるうちに、「自分の知らない自分」が現れるかもしれません。また現実面でも、意志以外のさまざまな不確定要素が絡み合います。計画通りにはいかないことのほうが多いのです。

もしあなたが、このPDCAサイクルの発想でしか考えられないと、時間の経過に従い、「決めた通りにできないダメな自分」を認識するだけになり、どんどん自信が低下し、ますますすくんでしまうという悪循環に陥りやすいのです。

そこで、私が採用しているのが、「OODA（ウーダ）ループ」というやり方です（図3）。

OODAループとは、「Observe（観察）」「Orient（状況判断、方向づけ）」「Decide（意思決定）」「Act（実行）」の4つの行動の頭文字を取ったものです。

このやり方は、動く標的を追い、崩れそうになった体勢を立て直しながらまた追う、というように、現実の複雑さに即して進めていく方法で、私たち幹部自衛官が鍛えてきた「戦術」の思考過程と大変よく似ています。

●「観察」……自分の状況や環境などをできるだけ客観的に冷静に情報収集する。デー

タを集める
●「状況判断」……自身の経験や蓄積したものと、すでに「観察」で集めたデータを統合・分析して「たぶんこうなるはず」という仮説を立てる
●「意思決定」……「実行」に向けて、何をするのかを考え、決める。そこでは自分の気持ちと向き合う。どうしたいか、そのためにはどんな行動があり得るかをリストアップし、最も効果的と思われるものを意思決定する
●「実行」……行動する。その結果に一喜一憂せず、また最初に戻って「観察」し……
というふうに、繰り返しOODAを回していく

予測不能な要素だらけの「やめる」プロセスでは、綿密な計画を立てるよりも、少し行動してみて、その結果どうだったか、そのやり方が合っているかどうかを「観察」しながら進めていくほうが現実的です。

エネルギーがなくなっているから、まる一日お休みしてみる。やめたいという気持ちを、決める前に誰かに相談してみる。身をすくめていた状態から少し動くだけでも、周囲の状況が変わったり、自分が心配していたほど怖いことは起こらなかった、というように、現

実世界の景色が変わってくることがあります。人は環境についていては目を向けていても、意外と自分の「観察」を怠っているもの。がんばって乗り越える、というパターンでこれまでの人生を進んできた人ほど、観察する前に、「あきらめてはいけない」「へこんでいる場合じゃない！」と自分の気持ちを叩いてしまいがちです。

ＯＯＤＡループでは、自分がどう感じたか、考えたかをそのたびにしっかり見ていくので、結果的には無理のない方法をその都度選ぶことができる。ですから、今以上にエネルギーを削ったり、自信を低下させたり、不安をふくらませることも防ぐことができる、という「おいしさ」があります。

目標の実現を目指して一直線にがんばろうとしていたＰＤＣＡサイクルで挫折しそうになった人も、ＯＯＤＡループであれば、納得しながらプロセスを進めていけるのです。

自衛隊でも取り入れられているＯＯＤＡループの考え方

自衛隊でも、「動きながら対策を考える」というＯＯＤＡループ的な発想を大切にしています。

例えば、災害派遣を例に見てみましょう。

派遣先に行く前に、現場までの交通の状況、ケガ人や病人の数や状態、必要とされる物資などの情報がすべて揃っていれば確実に有効な支援ができるのは自明のこと。しかし、現実においては、それは理想でしかありません。情報が集まるのを待っていては、初動が遅れる一方です。

そこで、最初に偵察隊が入って調査します。橋が流れた、という情報を得ていたので、橋を作るにはとりあえずこれくらいの人数とこれくらいの装備が必要だな、と思って準備していく。ところが、現場では瀕死の人がたくさんいて、橋よりも救助が先だ、と情報が変わる。急遽《きゅうきょ》、目標を変更。物資も変えて、人材も、工事をするチームから救急救命士や看護師などの医療チームに変更、というふうに任務そのものが刻々と変わっていくのです。

カウンセリングにおいて、やめる、という課題を遂行していくときにも、少し動いては現場の環境の変化や自分の気持ち、周囲のリアクションを感じ取ってみたり、同じような体験をした人の情報を集めてみる、というように、自衛隊式のやり方を実践しています。

今のところ、「ムダなエネルギーの消耗をすることなく、不安を拡大させず、自信を失わずに進めていく」という目的において、OODAループは最良のやり方だと感じています。

私のやり方は、大規模なサンプルで学術的な研究を行ったものではないので、エビデンス（根拠）があるわけではありません。しかし、それぞれの現場で、現実に向き合いながら試行錯誤してきたやり方なので、「現実に強い」ことは間違いない、と自負しています。

誰もが「やめる」ことに直面する時代になっていく

実は、今「やめる」ことで苦しんでいる体験は、時代の動きに対応できるようになる成長のチャンスでもある、と私は思っています。時代は、私たちに「変わる」ことを要請しています。

2020年、世界を揺るがした新型コロナ禍は、人間がいかに抵抗しようと、「世界は一瞬にして変わる」という事実を私たちに突きつけました。

リモートワークへの切り替えも1カ月で果たし、遠隔診療も行われるようになり、宅配便を玄関に置けるようになり、キャッシュレス決済も浸透し、これまで、テクノロジー的には可能であったのに、「いや、そうは言ってもなかなかできないよ」と阻んでいた力がいとも簡単に崩れ、私たちも適応せざるを得ない状況になりました。そして、人間は、何だかんだ言っても適応できる生き物だ、ということもわかってきたのではないでしょうか。

コロナ禍が終息する日を迎えても、時代は変わらず変化を続けます。ＡＩが医療や教育、生活の中に当たり前に入り込み、これまであった職業は消え、これまで通りの経営を続けるだけではたとえ有名企業であっても倒産していくでしょう。

今や誰もが個人でビジネスができるようになり、発信メディアを持つことができる時代です。資産は形のないビットコイン（仮想通貨）が台頭し、ゲームのアイテムが驚くような高値で取引されるようになるかもしれません。世界情勢も、何が起こるかわかりません。自然災害もこれまで以上に増えていくかもしれない――。

このような変化の潮流を目にしていても、「信念を持ってがんばりさえすればこの業界は右肩上がりに成長する」と頑《かたく》なに信じ、これまで通りのやり方に固執する人は、残念ながら行き場を失う可能性もあります。

「やめる・やめない問題」は単なる選択の問題ではなく、「自分とは何か」というテーマを内包する問題です。表面的な問題への対処で終わらせるのではなく、「やめる・やめない」にきちんと向き合っていけば、きっと自分の新しい軸が見えてきます。

本書で紹介していく考え方や手順を理解し、そのプロセスを経験しておくことが、変化の時代を生き残るための大きな財産になっていくでしょう。

3章

「やめられない」怖さを手放す

エネルギー、自信、不安のケアが第一歩

「やめる」がうまくいく人、いかない人

「やめる・やめない問題」をいかに前に進めていくか。その秘訣は、「やめる・やめない」というテーマを抱えつつ、もつれてしまった3大要素、つまり、

・エネルギーの低下
・自信の低下
・不安の拡大

この3つをしっかりケアし、新たな物語を作ること。これに尽きます。

私たちは「やめたくなったときの対処の仕方」など、学校で教わったことがありません。人は、「やめる・やめない問題」に直面したときに、とりあえず自分の引き出しに入っている価値観や対処法を取り出して、前に進もうとします。そして結論として「やめる」ことができたとしましょう。ところが、「やめる」という行為が結果オーライになる場合と、いつまでも挫折感を引きずる場合、というように、大きな違いになることがあるのです。

ここでは、対照的な2つの事例を見てみましょう。

〈事例〉パワハラで会社をやめた人のその後

Aさんと Bさんは、30代前半の会社員で、勤務先は違えども、同じように直属の上司から同じようなパワハラを受けていました。

上司は、事前に意見や状況を確認することなく、急に仕事を命じます。「すみません、今は、別件で手が塞がっているので、少し時期を後ろにしてもらえませんか」と言うと、「たいした売上も上げていないやつが、文句を言うなよな……」と周囲に聞こえるように嫌みを言います。会議で難しい議案になると必ず指名し、「何で黙ってるんだ？」と高圧的に責めます。同僚たちは、「マークされたね。でもいつかは終わるよ」と、遠巻きに見ています。あるときには帰社しようとするところを呼び止められ、「おまえはこのチームのお荷物だ」と2時間、説教が続いたことも。

気にしないようにしよう、と思っていましたが、苦手意識が拡大し、上司の声がするたびに胃が痛むように。それから半年後、ついに会社に行けなくなってしまいました。うつっぽくなり、夜も眠れなくなり、辞表を提出することにしました。

AさんもBさんも、新たな就職先を見つけました。

明暗を分けた二人の再就職

Aさんは、前の職場で有給休暇を消化し、失業保険をもらいながら体をしっかり休めました。新たな職場で、給料は下がったものの、「無理はしない」と自分に言い聞かせながら、仕事を覚えているところです。自分は、ボロボロになる前にあの職場から離脱できてよかった、と思っています。前の職場で苦しみながらも数をこなした企画書作りを褒められたりすると、「あの苦労は、ムダなわけでもなかったな」と穏やかに振り返ることができています。

一方、Bさんは、やめたい、と思ったその日から「やめたら、なるべく日を置かずに新たな職場に行く」と必死に再就職先を探しました。キャリアの空白を避けたかったのです。実際に、退職した翌週から張り切って新しい職場に勤め始めました。

しかし、実は今でも対人恐怖を引きずっています。上司と接するときにも、何か自分の悪い部分が指摘されるのではないか、とビクビクしています。作った書類を何度確認してもミスが残っていそうで不安になる。そしていまだに、給料が下がったことを悔やみ、「過去を引きずる自分は負け犬だ」と自責感を強めています。

同じようにストレスフルな経験をし、やめる決心をしたAさんとBさん。今の状況がこれほどまでに違うのは、どうしてでしょう。

Aさんはもともとの性格がポジティブで、Bさんはネガティブだから?

いいえ、そうではなく、たとえ同じ人でも、「やめる・やめない」で悩んだときの行動の仕方、とらえ方次第で、「やめる」を「殻を破る成長体験」（これをレジリエンスと呼びます）にできるか、「挫折」にしてしまうかという、目に見えない分かれ道があるのです。

ここに関わってくるのが、先ほどお話しした「エネルギーの低下」「自信の低下」「不安の拡大」という3つの要素と、「物語作り」です。

夜も眠れなくなるほど悩み、エネルギーが低下している状況であったのに、Bさんはすぐに再就職先で働きはじめ、疲労（エネルギーの損失）を充分にケアできていませんでした。

一方、Aさんは、自分が疲れていることを自覚し、休むことを重視しました。再就職のスタート時に、体を休めて、新たな環境にゆっくりとなじんでいこうと決めていたので、無理なく新たな物語を作り、復活することができたのです。

Bさんが、休まず日を置かずに働きたかったのは、自信の低下によって不安が強くなっていたからです。再就職先が決まらない状態のまま宙ぶらりんでいるのは、プライドも許さなかった。そして、失った自信をすぐに取り戻したかった。

新しい職場で心機一転、一発逆転を狙ったものの、エネルギーが不足した状態ですから、意欲が上がらず、思考もネガティブなままで、新たな物語も作りにくい。うつ状態を引きずった状態ではパフォーマンスも発揮しにくく、「人は怖いものだ」「自分は弱い負け犬なんだ」という、うつ的な思考（74ページ）でとらえてしまうのです。

いつでも仕切り直しはできる

「やめる・やめない問題」と向き合うのは、苦しく、難しい作業ではあります。

しかし、どうせ悩むのです。その経験を「あれもこれも、全部、結果的にはよかったんだ」と肯定できるような経験にしていきたいですよね。

「やめる・やめない問題」への対処のコツを知らなかったがために、「経験」が後悔や挫折になってしまう、Bさんのような人はたくさんいます。

エネルギーも底をつき、自信をなくしているのに（だからこそ）、拡大する不安を打ち消すかのように一発逆転の行動を取る人がいます。今までの自分の物語を何とか保っていきたいのです。

充分に考えずに退職したり、転職したり、起業を計画したり。資格の試験にチャレンジしたり、ハクをつけようと海外に武者修行に行く人もいます。あるいは、勢いで結婚したり離婚する人もいます。

しかし、大概の場合、エネルギーがすぐに尽きてしまい、準備も充分でないためにうまくいかず、見切り発車をした自分に対して後悔し、いっそう自信をなくしてしまうのです。当然、新しい物語も紡げません。

ただ、もしあなたが今挫折して、Bさんのように後悔ばかりしているとしても、「やめる・やめない問題」への対処のコツを学ぶことで、現時点から変わっていくことができます。どんなときでも遅くはない、ということも、私はよくクライアントにお伝えしています。本書を、そんな復活の道具に役立てていただきたいのです。

「私は世界一不幸」と思ってしまうとき

一方、やめられないままで動けず、苦しんでいる人もいます。悩んでいるけれど、「やめる」行動までは起こしきれない状態です。

パワハラ上司、精神的・肉体的暴力を振るう配偶者など、ストレス源が常にそばにある環境にいるということは、常にネガティブな刺激を受け続けていることを意味します。相手に怒りをため、今日も嫌なことばかりだった、と不平不満がつきまとう。だんだん、被害者意識がふくらんでいきます。「私は不幸だ」という物語を作り、周囲に愚痴は言うけれど、原因が取り除かれないのでいつまでたっても悩みは解決しません。

そこは割り切ってうまく気晴らしできる人もいます。環境に多少苦しさはあっても、文句を口に出してしまえば気がすむ、本人はたいして悩んでいない、というケースもあります。同じストレス源でも、人のエネルギーもとらえ方もまったく異なりますから、誰もがうつっぽくなるわけではありません。

しかし、不満が大きくなるとそれを抑え込もうとするエネルギーも相応なものが必要となるので、時間とともに知らないうちにエネルギーが削られていきます。状況を打開できずに不満を言っている自分に対して自己嫌悪し、自信が持てなくなる。かといって環境を変えるという未来も、不安が強いので選択できない。苦しさが増して、イライラし、家庭内はもちろん、職場での人間関係も崩れてトラブルメーカーのようになってしまう人もいます。そうなると「私は世界一不幸だ」という物語に発展していることもあります。

エネルギー、自信、不安の状態が悪化すれば、「やめる・やめない問題」はこじれ、さらにこの3つの要素が悪化します。逆に3要素のうち1つでも改善すれば、ほかの要素も改善する、つまり、3要素は相互関係にあるのです。

ならば、難題である「やめる・やめない問題」に取り組むためには、まずは体制作りが重要である、ということ。エネルギー、自信、不安の3要素をケアし、動けない自分を責めてさらに動けなくなる、という悪循環を止めましょう。

あなたが決断するときにも、その後行動するときにも、この3要素がどっしりしているほど、物事はうまく運ぶでしょう。この3要素が改善して、はじめて新しい物語が紡がれていくからです。

やめられない心をラクにする3つのポイント　①エネルギーのケア

ここからは、いよいよ、「やめる・やめない問題」に向き合うための、心の土台作りを始めましょう。

運動不足の人がいきなり猛ダッシュをすると、足がつったり、アキレス腱を切ることもあります。しっかりストレッチをして、体のすみずみの血行をよくしてから、ぼちぼち走り出す。そのための準備が、エネルギー、自信、不安、という3つのケアです。

何をおいても優先して取りかかりたいのが、「エネルギーのケア」です。

やめることとエネルギーはまったく関係ないと思われる方が多いでしょう。また、毎日のメンタルヘルスに疲労が関わっているとは感じにくいかもしれません。しかし、私が自衛隊で隊員の精神面のケアをするときに気づいたのが、「エネルギーケアが何より大切なのだ！」ということでした。

日頃からトレーニングを積み、体を鍛えているとはいえ、災害の救援活動や紛争周辺地域での任務は、肉体的、精神的に過酷なものです。予測できないトラブルが起こったときにもすみやかに状況を把握し、任務を遂行しなければいけません。鍛えられた隊員でも、活動を続けているうちに集中力がなくなってきて、ミスをしはじめ、協調性がなくなり、ケンカをしやすくなります。こうなってくると、何をやっても悪循環で、判断ミスで命の危険にさらされる事態になりかねません。

そんなときに私は、隊員たちに繰り返しこう伝えました。

「人間は疲れると、体調が悪くなるだけでなく、能力が落ち、性格も悪くなる」

頭痛・不眠など身体不調が出る、ミスが多くなる、イライラする、悲観的になる、人間関係が悪化する……。これらは、根本的には疲れが原因であることがほとんどなのです。

そしてこれは、人間の基本原則と言えるものなのです。

この基本原則を忘れないように、軍隊組織では、時に冷徹なくらい、疲労のコントロールを優先します。

例えば派遣された災害現場や救助活動において、「ここまでやりたい、やらなければいけない」と隊員が思っていても、むしろそのように感情的、感傷的になっている現場であればあるほど、隊員たちを取りまとめる指揮官は予定通りに撤収し、隊員たちが充分に休息できる時間を確保します。なぜなら、後ろ髪を引かれて中途半端な判断をすることによって、かえって心身の疲労を引きずり、危険を引き寄せる場合があることを指揮官は知っているからです。「今日、この時間と人員という条件においてできること、できないこと」を決めておき、それを守ることで、仕事に区切りをつけます。

「与えられた任務を完璧に遂行させることが任務じゃないの？」と思うかもしれませんね。しかし、重視すべきは短期の目標ややりがいではなく、長期的な目標達成です。長期戦であるほど、長期にわたる疲労を見据えて「ここでやめておく」というつらい決断をするのが、指揮官の役割でもあるのです。

自分の疲労をコントロールする指揮官になろう

「やめる・やめない問題」に向き合うときには、あなた自身が、あなたの疲労をコントロールする指揮官になる必要があります。

「やめる・やめない」という課題は、さまざまな葛藤をもたらす複雑な心理作業。知らず知らずに心理的オーバーワークに陥りやすいのです。

あなたが置かれている状況は、同じミッションを抱えて行動する仲間がそばにいない、という意味では、自衛隊員よりも心細く、厳しい戦いかもしれません。しかも長期戦になりがちです。だからこそ、戦い続けるためのエネルギーコントロールを丁寧に行いたいのです。そのためにはまず、エネルギー、つまり「疲労」というものを正しく知る必要があります。

疲労の性質をわかりやすく示すために、カウンセリングの現場で私はよく、「蓄積疲労の3段階」という図をクライアントにお見せしています（図4）。

疲労が蓄積した分、復活にも時間がかかる

自分は疲れているか、どれくらい疲れているか。考えたことはありますか？

図で示すように、疲労はその人が受けたストレスの大きさ（図ではストレスのSで示しています）や、そのときの疲労レベルと関連し合いながら、3段階で進んでいきます。

1段階から、2段階へ。2段階から、3段階へ。しかし、しっかりとエネルギーケアをすることによって、3段階から2段階、2段階から1段階へと戻っていくこともできます。

ただし、放置して3段階までいってしまうと、復活するのにも数カ月から年単位、と時間

（図4）蓄積疲労の3段階（1倍〜3倍モード）

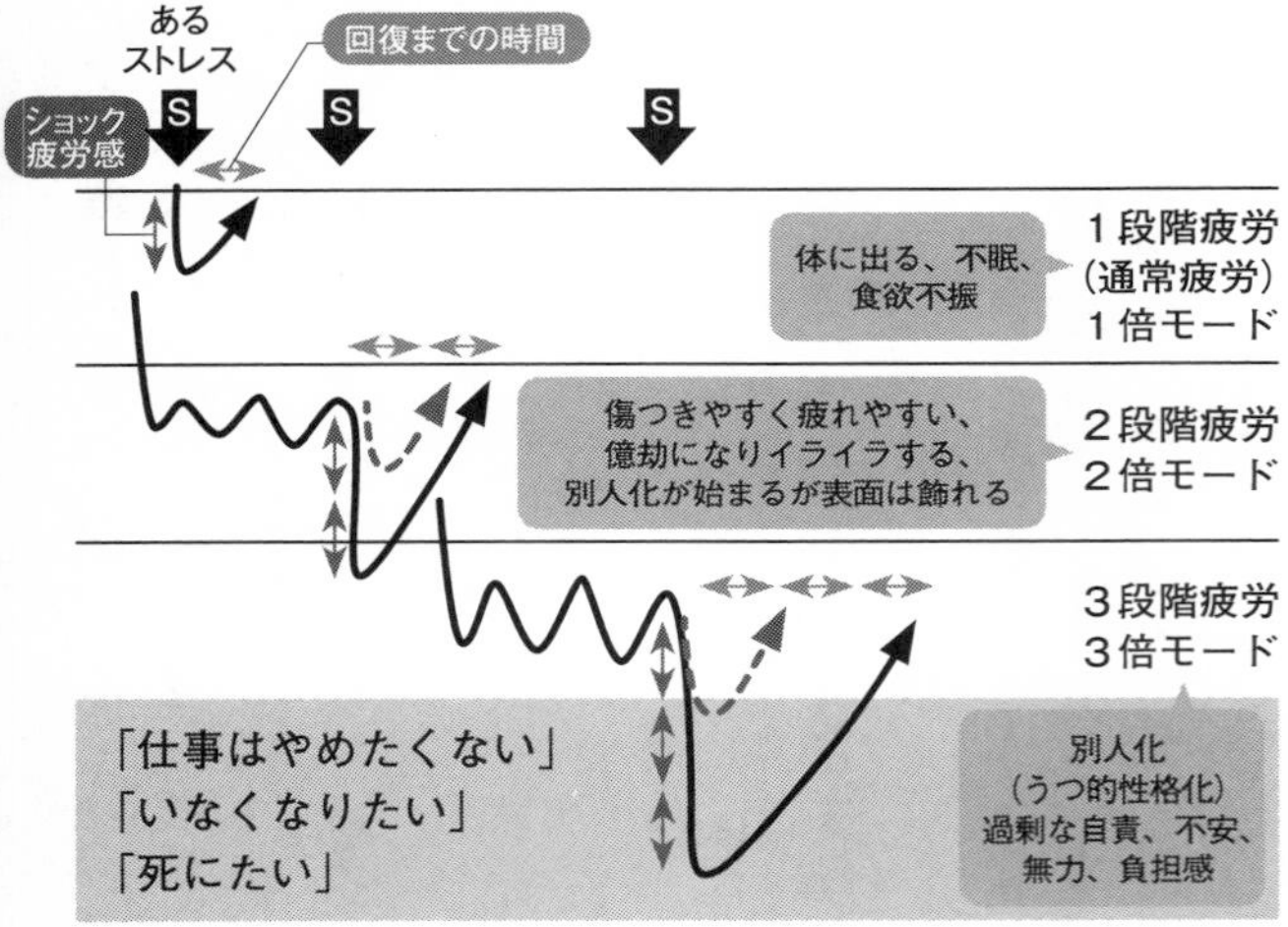

ある
ストレス
回復までの時間
ショック
疲労感
S
S
S
体に出る、不眠、
食欲不振
1段階疲労
(通常疲労)
1倍モード
傷つきやすく疲れやすい、
億劫になりイライラする、
別人化が始まるが表面は飾れる
2段階疲労
2倍モード
3段階疲労
3倍モード
「仕事はやめたくない」
「いなくなりたい」
「死にたい」
別人化
(うつ的性格化)
過剰な自責、不安、
無力、負担感

がかかります。

1段階は、人が通常感じる疲労です。しんどいことやストレスフルなことによって、一時的に眠れなくなったり食欲がなくなったりすることはあっても、休日などにゆったりした環境の中で休養することで回復できる。これが、通常モードの1段階です。なるべく、この1段階にいることが大事です。「楽しい」と感じられるのも、この段階にいるときです。

しかし、充分に休息を取れない日々の中で疲労が蓄積すると、蓄積疲労の2段階に進みます。

図のように、これまでと同じような出来事でも、2段階では2倍のショックを受け、2倍の疲労感を感じ、回復までに2倍の時間がかかるようになります。これを私は「2倍モード」と呼んでいます。「今のあなたは2倍モードだから、2倍傷つきやすく、2倍しんどいし、元に戻るまでは2倍の時間がかかるよ」とクライアントに説明すると、よく納得していただけます。

「疲労はその人の感受性を変えてしまう」と理解してください。

自分の「疲れ」の感覚はあてにならない

2段階になると、メンタル面では、うつっぽい症状が出始めます。

例えばいつもと同じ課題なのに、なぜだかすごく面倒くさくなったり、無理やり押しつけられたように感じたりします。他人の何気ない一言でイライラし、傷つけられたような感じがする。周囲から見ると、「何でこの程度で？」と思うようなことでも、本人はそう受け取っているのですから、真実なのです。はたから見ても、自分でも、本人ではないような反応なので、「別人化（うつ的性格化）」とも呼んでいます。

ならば、早めに疲労に気づいてケアすればいい、と思いますよね。

ところが、人の「疲れの感覚」というものは、あまりあてにならないのです。

というのも、疲労感は、気合いややりがい、仕事の切羽詰まり感などで容易にその感じ方が変わってしまうから。特に「今は乗り切るしかない」とか、「これをとにかく急いで処理しなければいけない」という緊急事態になると、人は疲労感を麻痺させてがんばってしまいます。好きなこと、やりがいのある仕事もオーバーワークになりがちです。

だからこそ、一般的な組織では、勤務時間が決められ、休憩時間も設定されています。自分の疲れ具合で仕事を切り上げるのではなく、時間を物差しにして、活動量を制限するのです。こうすれば、働く人は疲れすぎず、持続的にパフォーマンスを発揮できます。働き方改革でも、まずは「時短」が優先されたのはこのためです。

このように、疲労がたまらないうちにケアすることが大事なのですが、ケアができないままがんばり続けてしまうと、やる気が低下したりイライラし始めて、誰かに嫌みを言いたくなったり、攻撃したくなってきます。さらには、そんな自分のことを「みんなはやれているのに、できていない自分」「努力が足りない自分」というふうに責め始める。

「疲労しているだけだから、休めば元に戻るよ」

この一言さえ、そばにいる人が言えればいいのに、それができていないのが今の社会です。自分も周囲も「疲労を感じるセンサー」のアラームを無視するクセがついているのです。

人は、「これくらいで疲れるわけがない」と自分を過信しすぎです。そして、身近な人や職場の人にも同じように思うから、疲れて機嫌が悪くなっている人を責めてしまう。このような状況が、健康も、人間関係も、仕事も破綻させていきます。

つらくてもがんばる「表面飾り」が危ない

再び68ページのグラフ（図4）を見てみましょう。

疲労の2段階においては、最も重症の3段階に比べると、エネルギーはほどほどに残った状態です。だから、気合いでごまかすことができる。

人間は、状況が張り詰めているときには、全身を戦闘モードにするホルモンであるアドレナリンを分泌させ、不安や苦痛をあまり感じさせないようにします。火事場から逃げてしばらくしてから「痛い、ここ、ケガをしてたんだ」と気づき、急に疲れを感じてへたり込んでしまうことがあるのはこのためです。

この「感じさせなくする機能」が疲労の2段階では発動しやすくなるのです。それを私は「表面飾り」と呼んでいます。

【表面飾り】

本当は苦しいのに、自分をごまかし、周囲に悟られまいとして表面だけを飾り、元気そうにふるまうこと。周囲には、本人が疲れをためているようには見えません。できない自分を自分でも認めたくないし、周囲にもそう悟られたくない、という思いがその背景にあるため、無理をしていることに自分でも気づかないようにしています。

ただ、表面を飾ることで相当なエネルギーを使うので、疲労が悪化します。また、笑顔でいても、意欲の低下や、億劫《おっくう》さ、イライラ、身体の不調感はにじみ出てきます。

表面飾りを自らに強いるのは、私たちが子どものころから、「つらくてもがんばる」と鍛えてきた、「子どもの心の強さ」（詳細は97ページ）です。少し苦しくても、嫌になってしまっても、切り替えて我慢するのが大人だ、とがんばりすぎてしまう。その能力が高い人は、苦しみを麻痺させることが上手なのですが、苦しい環境から逃げ遅れます。

表面飾りをするときには、36ページでお話しした「しがみつき」も起こりやすい状態になります。とにかく仕事に集中していれば、不安を感じずにすむ、自信をなくさずにすむような気がして、がんばる自分をお休みできない。弱い自分を鍛えなければ、と、自分をさらに追い込むようにランニングやダイエットをはじめる人もいます。目標を掲げ、クリアして、自信を回復したいからです。

重度の疲労で「うつ的性格」に変わる

疲労をためては持ち越す、という繰り返しによって、やがて疲労は3段階に移行します。3段階になると、うつ状態になります。「3倍モード」になりますから、通常と同じストレスでも3倍傷つきやすく、3倍疲れやすく、回復にも3倍の時間がかかります。ちょっとしたトラブルなのに1週間ずっともんもんと考え続けている……なんていうことが当たり前に起こるのが、3段階です。涙もろくもなります。

無力感、自責感、不安感、負担感といった感情が大きくなって、周囲からは、性格が変わってしまったように見えることもあります。私はこれを、「うつ的性格化」と呼んでいます。本人との差を主体とすれば、「別人化」が強くなっている状態です。

【うつ的性格化とは】

疲労によって、本来のその人とは違う性格になること。うつ的性格になるのは、その人の本能が「これ以上自分に負担をかけないように」と全力でブレーキをかけるためです。何をするのも不安に感じ、億劫で動けず、自分を責め、自分は無力だと感じます。とてもつらい状態ですが、これは弱った原始人をしばらく引きこもらせて、これ以上の過労や外敵の危険から身を守るための機能なのです。

現代人の場合、疲労が回復すれば、その人の本来の性格に戻ります。

ここまで説明したように、疲労は、人の感受性と性格を変えます。

「やめる・やめない問題」で立ち止まっているとき、疲労レベルに当てはめると多くの場合、2段階の真ん中あたりで、上がったり下がったりしている状態にあるようです。別の言い方をすると、「やめる・やめない問題」の葛藤が一番大きくなるのは2段階なのです。

3段階では、もうこれ以上考える気力もなくなります。葛藤ではなく、「どうでもいい」というあきらめの気持ちや、「自分はこの難問をうまく乗り越えられそうもない」という無力感が広がります。今の苦しみを一気に吹き飛ばすために、ろくに考えもせず、退職する、離婚する、絶交する、仕事を投げ出す、所在不明になるなどの極端な行動をとることもあります。その気力さえないときは、もう人生を終わりにしたいと思うこともあります。

昔から、「うつのときには人生の大きな決断はしないほうがいい」という助言がありますが、それは、この絶望感からのやけっぱちな行動を戒《いまし》めるためのものなのです。本書の流れから言うと、疲労の3段階にあるときは、「やめる・やめない問題」は一時保留にして、体力が回復してから、改めて悩むべきなのです。

エネルギーを補うことは「一時金」を貯めること

エネルギーケアが一番大切、と繰り返しお話ししていますが、実は、疲労を回復して体の条件が整えば、それだけで「やめる・やめない問題」に決着がつく人もいるのです。

つらくて仕方がないのにブラック企業がやめられない人は、「だって、やめたら俺の人生は終わりだ。自分は負け犬だ」と頑なに信じています。やめないことで今は生きていられる、というのです。

貯金がゼロならなおさらです。今月の収入が途絶えると来月の支払いが滞ることを知っていたら、仕事をやめるのは死んでしまうのと同じくらい恐く感じる。

そんなときに私は、「やめるときは、誰でも不安。特に金銭的な不安が強くなりますよね。やめるための心の余裕を持つために、まず50万円を目標にお金を貯めてみませんか」とアドバイスすることがあります。50万円が貯まることで、次の判断をしてみようかという気持ちまで持って行くことができるからです。

お金だけでなく、エネルギーも同じです。エネルギーがなくなっているからやめられなかったんだ、ということに、人は元気になって振り返ってからやっと気づくのです。

「疲労メーター」で疲れに気づこう

「疲労って、自分では認識しにくいんだ」と驚いたかもしれません。

気づきにくい疲労に気づくために、ここでは疲労の指標となる「疲労メーター」を示しましょう。多く当てはまるほど、あなたの疲れのレベルは上がっています。

私は、クライアントとはじめて接するときには、必ず疲労の度合いを把握するようにしています。疲労が強いと、自己改善にチャレンジしても、「やめる・やめない問題」に取り組んでも、満足のいく成果が極めて出にくいのです。まずはエネルギー対処を優先します。悩むのにも、エネルギーがいるのです。

◎疲労メーター
□ついこの間までできていた同じ作業にすごく時間がかかる
□以前より環境は改善したのに、なぜか元気がない。疲れが抜けない
□取るに足らないことでイライラしたり傷つきやすくなった
□この先のことが漠然と不安だ
□趣味を楽しめなくなってきた。意欲が湧きにくくなった
□責任を負うこと、新しいことを避けたくなる
□人に会うのが億劫だ

どんなに表面飾りをしても、しがみつこうとしても、無理には限度があります。「人間は、がんばれても、3カ月から半年である」と、私は自衛隊時代から感じてきました。自衛隊でも、海外勤務は3カ月から半年で終わらせるようにしているほど、この法則は明白です。負荷が強い状態が続く場合、何とか持ちこたえても、半年を過ぎたころにはエネルギーが尽きて、ガクンと落ちてしまうのです。

がんばることで苦境を乗り越えてきた人ほど、疲れているという感覚があっても、頭で「大丈夫だ」と否定してしまいます。

しかし、「あなたがダメなわけじゃない。努力が足りないわけでもない。ただ疲れてしまっているから、今いろいろうまくいかないだけなんですよ」とお話しして、本人が疲れに気づくだけでも、直面しているトラブルの5割以上は、解決してしまうのです。

疲労は、「最近、どうもいろいろうまくいかない……」という思いの奥底に流れています。だから、疲労に気づき、休もうと思うことが、まず大切なのです。

「今日の体力」より「今日の活動量」が上回っていないか

別の視点から見ると、疲労の仕組みは、とてもシンプルでもあります。

その日の疲労は、「今日の体力」と「今日の活動量」の単純な差で生じるのです。

今現在の体力よりも、活動量（精神的な活動量を含む）が大きいと、それだけ持ち越す疲労が大きくなります。今日の疲れはなるべく明日に持ち越さないで生活したいものです。

当たり前のことですが、人間は生き物です。疲れがたまったり栄養がとれないと、パフォーマンスが低下したり、病気になったりします。

私の実家の鹿児島に住んでいる母親は、戦後の大変な時期を生き抜いてきた世代なので、人間が生身の生き物だということをよく知っています。鹿児島弁で、疲れることを「だれる」と言うのですが、私が子どものころ、イライラしたり意欲がなくなっている人を見ると、すぐに「だれちょっとよ、ちょっと休まんね（疲れているのだから、ちょっと休みなさい）」と言っていたのを思い出します。

どうすれば苦境を切り抜けられるのだろう、何とか復活しなくては、とネットの記事を検索したりしていませんか？　それは、何か活動して対処しようとする足し算。活動量を上げてしまいます。今必要なのは引き算のほうです。あなた自身が人間である、ということを思い出しましょう。これ以上、自分を追い込まないで、活動量を減らすこと、つまり休むことを考えましょう。

休み方次第で「疲労の借金」が増えていく

「では、どう休めばいいの？　どんな休み方がいいの？」と知りたくなりますね。

難しく考える必要はありません。とにかく何もしないで眠る。それだけでいいのです。

ただし、ちょっと知っておきたい休み方のコツがあります。

（図５）疲労の借金

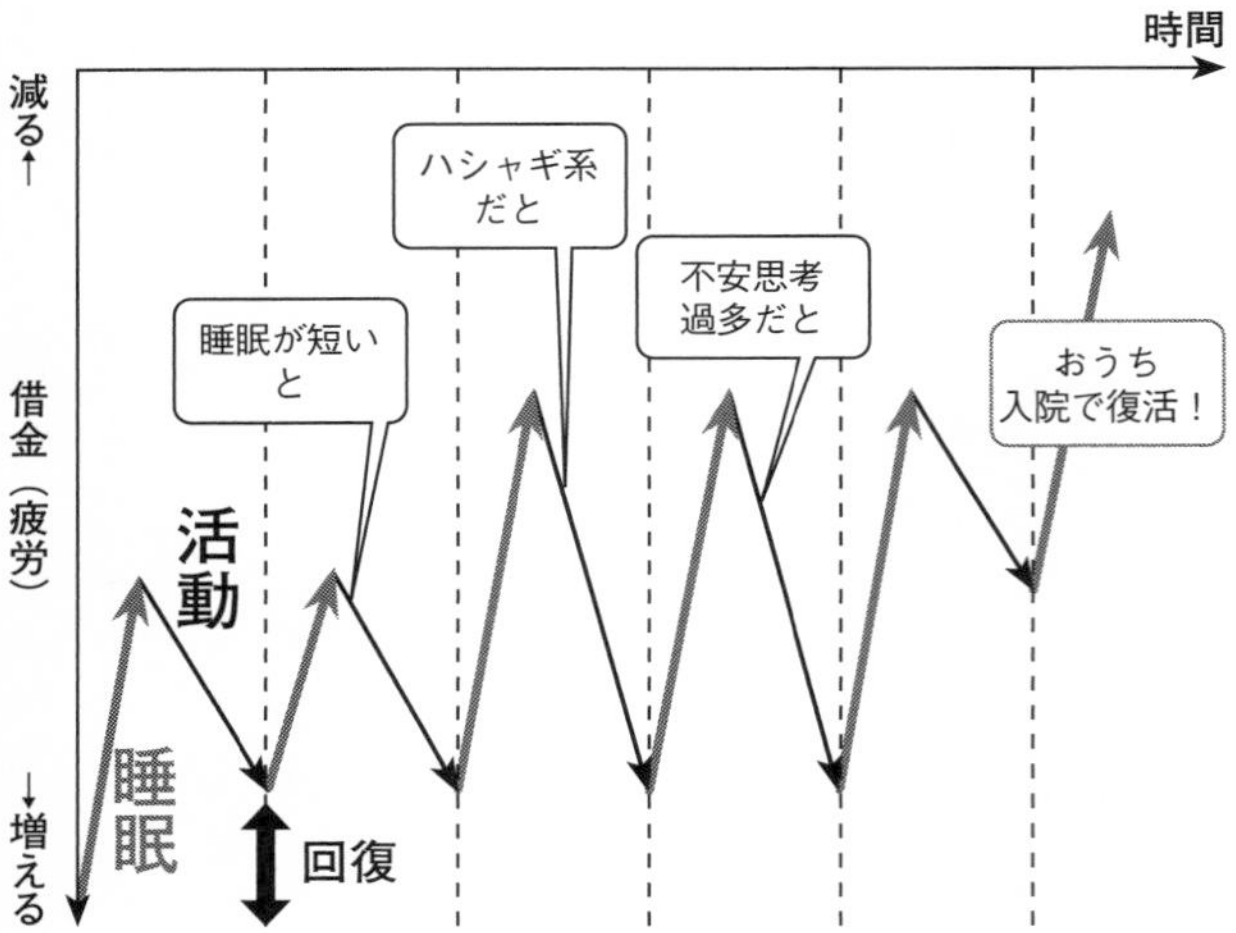
時間
減る↑
借金（疲労）
↓増える
睡眠
活動
回復
睡眠が短いと
ハシャギ系だと
不安思考過多だと
おうち入院で復活！

疲労については、私は「疲労の借金」という図を使って説明しています（図５）。

この図は、ある人の疲労の借金が、時間経過とともに増減する様子を表したもの。折れ線が下に向かうほど借金は増え（疲労が増える）、反対に、上向きになるほど借金が減る（疲労が減る）と理解してください。疲労を借金だと思うと、ためるのは嫌、さっさと返したくなる、という人間の心理があるようで、このたとえを使うとみなさんよく理解してくださいます（笑）。

疲労がたまっていても、睡眠を取れば、翌日にはかなり回復します。

しかし、睡眠が短いと、疲労の改善度は

低くなります。テーマパークで遊ぶ、大勢で騒ぐ、といった「ハシャギ系」の休み方は、実はエネルギーをたくさん消費するので、疲労の借金が増えてしまうことが多いと覚えておいてください（ただし、若者は睡眠による回復力が高いので、それほど影響を感じない場合もあります）。

またじっとしていても、ずっと悩み事のことばかり考えているという場合は、不安思考によりエネルギーがじわじわと減っていくために、疲労があまり回復しません。「やめる・やめない問題」を考え続けている人は、無意識のうちに「自分がこうしたら、こうなるかもしれない」などと激しくシミュレーションを続けている場合が多いので、週末に休んでいても、逆に疲労の借金が増えて、月曜日は朝からへとへと、ということもあるのです。

効率よく疲労を回復する「おうち入院」のすすめ

疲労を回復する最も効果的な方法を、私は「おうち入院」と呼んでいます。

入院中は、人は治療を受け、回復するためにじっとしています。パソコンを持ち込んで仕事なんてしていたら、医師に怒られますよ。入院しているつもりで、ぼーっとする。スマホは見ない、本も読まない、家事もしない。ただ、眠ります。眠ることによって、頭の中で必要のない情報がお掃除されて、重たかった脳のデータもうんと軽くなるのです。

「おうち入院はよさそうだけど、休みなんて取れない」という人も多いでしょう。

私自身も、自衛隊時代は土日も講演などで埋まっていて、おうち入院は難しい状態でした。

それでも疲労のメカニズムは知っています。何とか工夫してエネルギーを回復する方法はないだろうかと思い、考えついたのが、月曜の午前に半休を取ることでした。


週はじめの半日は、朝礼や会議でつぶれてしまいます。自分が必ずいる必要がある会議もそう多いわけではありません。そこで、月曜午前に半休を取ってみることにしました。朝はゆっくりと目覚め、通勤ラッシュのない中、ゆっくり出勤できる。実際にやってみると、これは確かに心身の休息になっているな、と実感し、そのリズムで毎週、半休を取るようにしたのです。

仕事に空きができそうになったら、その日の残りを休みにして、公園を散歩する。それだけでもうんと解放感を味わえるはずです。

子育てや介護で忙しい人も、なかなか休めないものです。1～2時間でもいいから子どもやご両親と離れて、自分だけの時間を確保できる方法はないか考えてみてください。家族と過ごすと、どうしても「がんばらなくては」という気持ちを発動させることになり、知らずにエネルギーを消耗してしまいます。

確保した大切な時間を過ごすときには、「『やめる・やめない問題』についてあまり考えない」ことも大切です。

休憩タイムは、人や仕事からも距離を置きましょう。SNSのチェックもやめます。あなたが、あまりエネルギーを使わず、リラックスできて、リフレッシュできること、楽しいと思えることは何でしょうか。今一番食べたいスイーツは何でしょうか。

あるクライアントは、マンションのラウンジがいつも空いていることに目をつけ、そこを予約して一人で過ごしながら、一週間の振り返りをして日記をつけると最高にリフレッシュできるんだ、と話していました。人目を気にしない場所で、ひたすらゲームに没頭して過ごす、という人もいます。自分が楽しければ、何をしてもいいのです。

楽しいことと言っても、本を一冊読破するとか、資格試験のため○○を覚え切る、などと、お休みにまで何らかの課題や目標を設定してしまう人がいます。それでは、リフレッシュするはずが疲れをためることになりかねません。「今日は一日、生産性のあることは何もしないでぼーっとした！」。そんなふうに言えるのが、本当の「お休み」なのです。

やめられない心をラクにする3つのポイント　②自信のケア

エネルギーケアによって、心身の土台部分をメンテナンスできました。さあ、次はあなたの精神的土台となる「自信のケア」も行いましょう。

すでに25ページで、自信には「自分は○○ができる（第1の自信）」「自分は健康で、今の生き方でなんとかなる（第2の自信）」「自分は周囲から認められ、居場所がある（第3の自信）」の3つがある、ということはお話ししました。

「やめる・やめない問題」に直面しているあなたの自信は、危うい状態になっています。なぜなら、自分で選び、いったんは「こう進もう」とずっと歩いてきたルートに赤信号が点灯している状態だから。これまでやってきたのは間違いだったのではないか、努力はムダだったのではないかと、第2の自信が大きくぐらついています。

自信について詳しく解説する前に、ここでも「自信メーター」という物差しを使ってみましょう。あなたの今の気持ちの状態と照らし合わせてみてください。

◎自信メーター
□これまでの生き方が通用しなくなっている。うまくやれていたのは単に運がよかったから（第2の自信の危機）
□社会、世の中、人が怖い（第1～3の自信の低下）
□どうせ失敗する、と思ってしまう（第1～3の自信の低下）
□自分の居場所を感じられない（第3の自信の低下）
□物事の悪いほうにばかり目が向いてしまう（自信低下により不安が強くなる）
□世の中や他人は信じられない、誰もわかってくれないと思う（第3の自信の低下）
□体力をつけたいと思う（第2の自信の補強のため）
□若くありたい、美しくありたいと思う（第2の自信の補強のため）
□資格を取りたい、何かをやり遂げたいと思う（第1の自信の補強のため）
□恋愛したい（第3の自信の補強のため）

いかがでしょうか。自信は失敗の連続やエネルギー不足などによって低下します。「自信がない」は、あなたの本質ではなく、今の状態なのです。いくつも当てはまっているなら、ここでしっかりと自信もケアしていきましょう。

自信がないと、課題がより困難に見える

自信とは、「自分は多少の困難に遭遇しても、何とか生きていける」と思える感覚です。

自信は、「課題イメージ」と「自己イメージ」との相対的な関係で、大きくなったり小さくなったりします（図6）。そして、その「自己イメージ」は、自分がこれまでにしてきた経験や記憶を素材として作られます。ですからつまずく経験が繰り返されると、だんだん自信は低下していきますし、その逆もあります。

「自信がある」と言えるのは、自己イメージのほうが課題イメージよりも大きいときです。自己イメージが大きいと、この課題を乗り越えられる、できる、という感覚を持つことができます。

しかし、課題イメージよりも自己イメージが小さいと、そうではなくなります。自己イメージが少し小さいくらいなら、「何とかなるはず」と思えるけれど、自己イメージが小さく

（図6）自己イメージ、課題イメージの関係

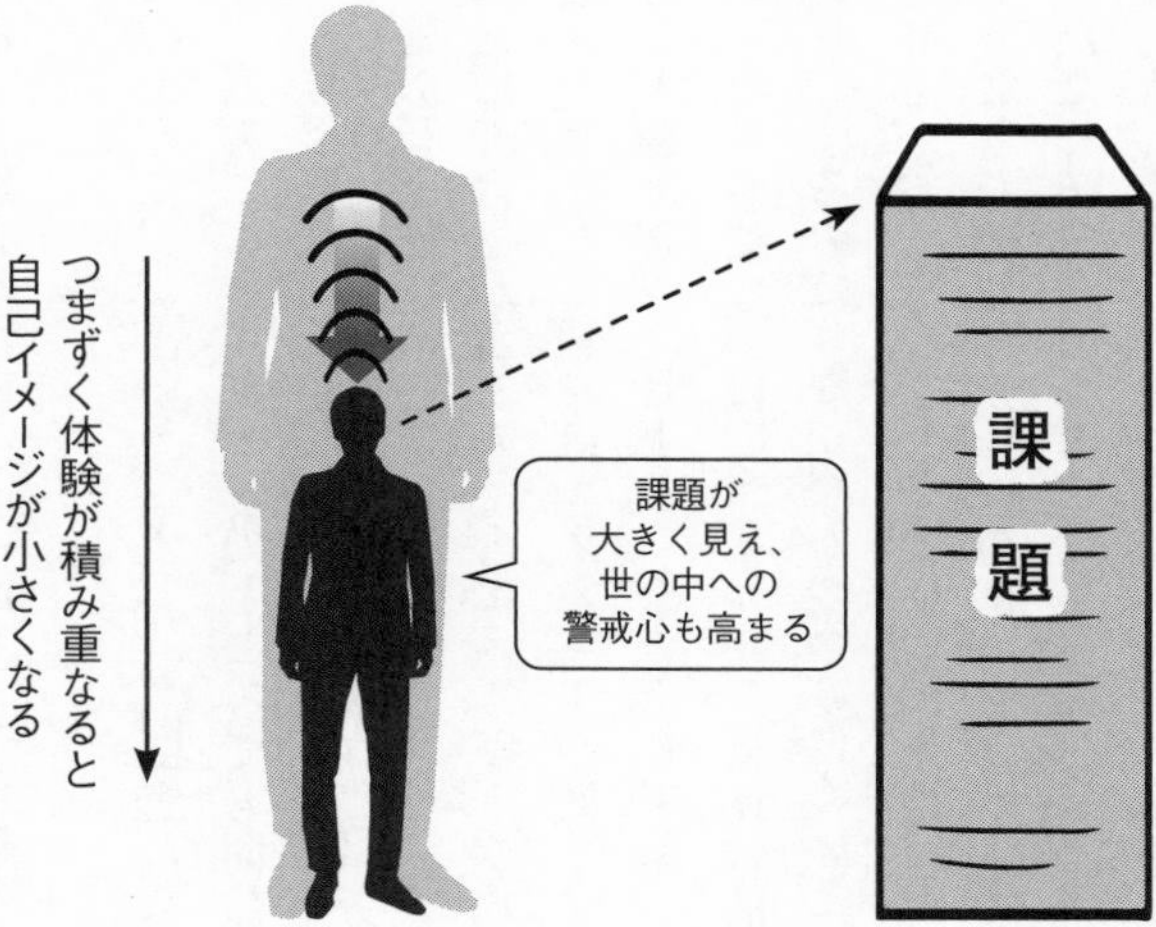
つまずく体験が積み重なると
自己イメージが小さくなる
課題が
大きく見え、
世の中への
警戒心も高まる
課題

なるに従い、「無理かも……」、さらに「絶対に無理、乗り越えられるわけがない」というように自信が低下していきます。

最後にはその課題のことを考えるのも怖くなり、逃れようという心理が働くようになります。「やめる・やめない問題」に向き合おうとしても目を背けたくなるのは、このような「自信低下」が大きく影響しているのです。

これ以上、自信を失いたくないから、これまで通りに続けたほうがいいのではないかと思う。自信がなくなると、やめるための準備すら、考えたくなくなります。ましてや具体的な行動には移せません。逆に言えば、自信がある人は、「やめても何と

かなる」と思えるから、前に進もうとするのです。

このように、「やめる・やめない問題」において自信の有無は大きな影響を持ちますが、以前、疲労（エネルギー）のところでも同じようなことを書きました。そうなのです。自信の有無とエネルギーの有無は、違う方向からですが、「やめる・やめない問題」に大きな影響を及ぼします。

例えば、自信がある人でもエネルギーがなくなると、やめられなくなるし、その逆もあります。しかし、通常はエネルギーが低下すれば、自信も低下するので、相乗効果でその影響も大きくなったり小さくなったりする、と考えてください。

このとき重要なのは、エネルギーは比較的容易に回復するが、自信は過去の記憶・体験を素材とするので、なかなか変わりにくいということ。

しかし、低下した自信を効率的に補強する手段もあります。それが、「新たな物語を作る」ということなのですが、この部分を理解するためには、もう少し詳しく自信について知っていただく必要があります。

自信は1つのイメージに過ぎない

自信について知っておきたいのは、「自己イメージVS.課題イメージ」でもわかるように、単なるイメージで、必ずしも「実体」とイコールではない、ということです。

今の会社をやめて新たな可能性を探ろうと思っていたのに、元同期が再就職先で雇止めにあった、という話を聞くだけで「自分もそうなるかもしれない」と思って、あなたの心の中の自信は低下してしまいます。このとき、現状、つまり再就職先の雇用状況には何の変化もありません。

反対に、イメージによって自信をつけることも可能です。「もしうまくいかなくても、自分には健康な体がある。何とかなる」と思ったり、「以前も似たような経験を乗り越えたじゃないか」と、過去の成功体験を思い出すだけで、イメージが改善し、自信低下を防ぐことができるのです。

自己イメージを効果的に補強するために、25ページで駆け足で紹介した3つの自信について、あらためてここで説明しましょう。

●第1の自信……「できる」「勝てる」自信

一般的に言われる「自信」がこれです。仕事ができる、自分はこれが得意だ、他者と比べて優れているという個別のテーマごとに感じる自信です。この自信は、できる、成功した、勝てた、という体験を積み重ねることによって大きくなります。

ところが、「やめる・やめない問題」で自信をなくしている人は、何かの課題にチャレンジして成功し、第1の自信を補強しても、もちろんうれしいにはうれしいのですが、なかなか自信全体が回復しません。なぜなら、「やめる・やめない問題」で崩れているのは、第2、第3の自信のほうだからです。

●第2の自信……自分の性能（ポテンシャル）、生き方についての自信

2つめの自信は、自分の素質やポリシーに関わる自信です。まだ課題が明確でなく、第1の自信を感じられないときでも、「自分の体力、健康、感性、学習能力、これまで信じてきた生き方はしっかりしている。これからのトラブルも、きっと何とかなるはず」と思える感覚。「自分」を信頼できる感覚のことです。

人はどこかで、「自分は体が思うように動いて理性的に行動することができる。それが当たり前」と思っていますが、病気をしたり、ケガをしたり、記憶が衰えたりして、自分が思うように活動できなくなると、第2の自信が一気に低下します。それは大きなショックで、それだけで人生を投げ出したくなるほどのインパクトを持つことがあります。

また、第2の自信は、自分の信念に対する自信でもあります。これまで信念を持って続けてきた行動を「やめる」ということは、直接第2の自信を揺るがします。さらに、やめたあとの新しい環境の中で頼りになるのは、やっぱり自分の体と頭脳。だから第2の自信がないと、新しい世界にも進みにくいのです。

「開脚ができる」「片付けられる」といった本がベストセラーになりました。客観的に見ると、開脚ができても、片付けられても、それほど社会で戦えて、評価されるわけではありません。つまり第1の自信にはなりにくい行為なのです。

ところが、これらは第2の自信（私は健康、どこでも生きていける基本的能力・スキル・感性がある）を強くサポートするのです。だから、ヒットしたのです。現代人が第2の自信の低下に悩んでいるからかもしれません。

●第3の自信……助け合える仲間や愛する人がいる自信

ある課題ができない、自分をコントロールできない、というように、第1、第2の自信が低下すると、人は落ち込みます。しかし、それでも第3の自信があると、何とかなります。

第3の自信は、人間関係の自信です。人に愛され、守ってくれる人がいる、居場所があるという自信。

能力主義でこれまで進んできた、という人は、第3の自信の大切さをあまり知らないかもしれません。しかし、集団の中でやっていける、誰かに守ってもらえる、という自信は、生き物の目的である「種の存続」に根ざしているがゆえに、そのパワーも強いのです。「いじめに遭うこと」のつらさは、単に意地悪をされるということだけではなく、第3の自信を強く脅かす体験だから、一生消えない傷になるほど強烈なのです。同じように愛する人やペットとお別れすることもショックで、苦しみを引きずってしまいます。

「やめる・やめない問題」が人間関係からの離脱を伴うとき、この第3の自信が低下しがちですし、「ほかにも居場所がある」という第3の自信がないと、なかなか新しい行動にも移せません。

自信の回復には順番がある

うつは自信を失う病気です。私がうつのクライアントをサポートするときは、自信のケアを重視しますが、ケアの順番が大切です。

自信についてあまり考察しない方は、すぐにわかりやすい第1の自信を補強しようとしますが、たとえ何かに成功しても、その効果は一時的、うわべだけのものです。しっかり自信をケアするには、第3、第2、第1の順でケアしていきます。「やめる・やめない問題」で悩んでいるクライアントの自信ケアも同じです。

まず、第3の自信をケアします。「やめる・やめない問題」では、うまくいかない、決められない自分を卑下し、孤独を感じているクライアントが多いのです。そのため、カウンセラーとして、クライアントを責めずに、今悩んでいること、その細部の気持ちを全部聞きます。すると、クライアントは、「この苦しみをわかってくれる人がいる。自分は一人ではない」と感じてくれます（第3の自信ケア）。そうなると、はじめて自分を守ることではなく、問題解決のために思考を向けられるようになります。

近くにカウンセラーがいなければ、友人や家族でもいい。自分は一人ではないというイメージを持てれば、第3の自信は補強されます。

次に第2の自信をケアします。やめられないのは、自分のせいではなく、エネルギー不足のせいだと正しく理解してもらうのです（第2の自信のケア）。これは「つらくてもやり遂げるべき」「決めたらすぐ行動する。それが社会人」などと自分を縛っていた物語を、「自分は動物、できないこともある」という自分に対して優しくする物語（イメージ）に書き換える作業でもあります。

最後に、第1の自信のケア、「やめる・やめない問題」への対処法を知ることです。これまでの方法では、うまくいかなかった。どう進めていいかわからなかったのです。だから方法論を知りたくて、あなたはこの本を手に取りました。

エネルギーを補給し、第3、第2の自信をケアしつつ、具体的な問題に対しても「うまくやれそうだ」というイメージを持てる手法が、あとで紹介する不安の対処と、OODAループによる実践法なのです。やめたい気持ちとやめたくない気持ちの2つの気持ちを上手に和解させていく手法です。

努力家ほど自信が低下しやすい理由

自信を形作る「自己イメージ」は、必ずしも「実体」とイコールではない、ということをお話ししました。

クライアントで自己イメージが低くなっている人は、こんな方が多いのです。

- ・自分を甘やかしたくない。反省する力が強い。成長意欲が高い
- ・人を裏切れない。正義感が強い
- ・努力家で我慢強い
- ・やるからには成果をしっかり出したい。妥協したくない
- ・自己満足はダメだ。評価は周囲から与えられるものだ
- ・周囲と協調したい。優しい
- ・他人を傷つけたくない。迷惑をかけたくない
- ・物事を深く追究したい

いかがでしょうか。あなたにも当てはまりませんか。

これらは、社会で成功し、自信をつけるために身につけた性格です。それがどうして自

信を低下させてしまうのでしょうか。

努力家の性格は、成功して第1の自信を手に入れるためにはとても重要です。ところが、そのために必要な「自分のダメなところを認識し、それを修正していく」という過程の中で、「自己否定」が多くなります。さらに、周囲や社会に合わせることを優先し自分の感性や性格を否定するので、第2の自信が育ちにくいのです。

自己イメージは、経験や記憶の積み重ねによって作られます。がんばり屋さんの第2の自信は、厳しいしつけや、自分に厳しい生活の中で、少しずつ低下して、それが記憶として定着してしまっていることが多いのです。

第1の自信の低下は、そのテーマだけに対する部分的な自信の低下ですが、そんなときでも第2の自信があると、この分野ではダメだけど、ほかの分野ではきっと私はうまくやれるはず……と開き直ることができるのです。ところが努力家の人は、第1の自信に依存しがちなので、現状が少し悪化するだけで、大きなショックを受けて挫折してしまうことがあるのです。

「続けなきゃ」という圧力をかける「子どもの心の強さ」

このように努力家のみなさんの第2の自信は、ややもろいところがあります。その分中心となる信念を脅かされたくないという思いも強い。「やめる・やめない問題」では、とにかくこの苦しさを「がんばって乗り越えたい、がんばって続けたい、続けなければ！」という自分の声が大きくなります。

このような内なる声を、私は「言い聞かせ物語」と呼んでいます。

その物語を作り出すのが、「子どもの心の強さ」。43ページで、苦しいときに説き伏せようとする価値観、とお話ししたものです。

【子どもの心の強さとは】

困難に直面したときに人がどう戦うのか。その根底を支える価値観、つまり心の強さには、「子どもの心の強さ」と「大人の心の強さ」の2種類があります。

「子どもの心の強さ」とは、成長段階のときに、親や学校の先生から、また、社会のルールとして教えられたもの。実はこの考えが、大人になっても強い価値観として刻まれている場合が多いのです。例えば、以下のような考え方です。

・人より劣ってはいけない

・一人でやり遂げなければいけない
・苦しくても逃げてはいけない
・人に迷惑をかけてはいけない
・自分の問題点を見つけて常に改善しないといけない
・自分だけが苦しいと思ってはいけない
・弱音を吐いたり泣いたりしてはいけない
・常に努力すれば自分は変われるし成長できる
・みんなと仲良くしなければならない
・社会が求める正しいことをしなければならない

だいたい、小学生ぐらいの子どもをイメージしてみてください。

子どもは欲求のままに動こうとします。だから、子どもを保護する大人（親や教師、コーチ）は、社会で生き抜くために、子どもの心の強さを持つことを繰り返し教えます。子どもも時代は、体も頭脳も精神力も日々伸びていくので、逃げないこと、努力することは、メリットが大きい。一人でやり抜くことで、課題達成の第1の自信もつけることができます。

たとえ結果が悪くても、一人でがんばった、よく我慢した、というときに大人は子どもを褒《ほ》めます。これは生き方の方法論、つまり第2の自信となりました。また周囲にも認められるので、第3の自信を得る方法でもあったのです。だから、私たちは困難に遭遇したときに、一人で耐えよう、我慢しようとします。これが「子どもの心の強さ」です。

「やめる・やめない問題」に向き合うとき、「子どもの心の強さ」は、「やめない」を強烈に支持します。やめないことは、我慢する、何かをやり遂げる、という子どものころから困難を乗り越えてきた第2の自信の根幹です。苦しいときほど、がんばって乗り切る。そこに多くの人が「強い心」を感じるのです。

主人公が度重なる逆境に負けずに耐える物語が日本人は大好きです。離婚も、転職も、今や当たり前の時代になったものの、「逃げずにやり遂げるのは美しい」という美学が精神性の深い部分に流れています。特に、親世代にはその精神性が強いため、子どもが「やめる・やめない問題」を相談しても「やめてもいいんじゃない」と言ってくれる親は少数派でしょう。

しかし、「やめる・やめない問題」にこの「子どもの心の強さ」だけで対応しようとすると、無理が生じます。「つらいからと言って逃げてはいけない」と言い聞かせる。それだけでは気持ちをコントロールできず人に頼りたくなるけれど、「人に頼ってはいけない」と押し込める。それでも苦しいと、「努力すれば成長できるんだ」と、さらに言い聞かせ物語を追加しようとする。こうやって、「言い聞かせ物語」で無理に押し通そうとするのです。もうダメ、というときでさえ、「いや、イチローは苦境のときにこそ……」という物語を持ってきたりする。あなたとイチロー選手はそもそも違うのに、それで乗り越えられると勘違いしてしまうのです。

しなやかに生きるためには「大人の心の強さ」も必要

「やめてはいけない」「もっとがんばれ」という子どもの心の言い聞かせ物語が強くなっている、と感じるクライアントに私は、「〝がんばり〟だけにこだわるのは、幼い対処法ですよ」とお伝えし、次の「大人の心の強さ」も付け足すことを提案しています。

いろいろな価値観があることを認め、自分を許し、いたずらに自信を失わずに自分を励ましていく。いろいろな価値観をブレンドできるのが、「大人の心の強さ」です。

子どもの心の強さが物語であるように、大人の心の強さという概念も、１つの物語。「やめる・やめない問題」を乗り越えるとき、物語の書き換えが必要となります。大人の心の強さは、新しい物語の大きなヒントになります。

【大人の心の強さとは】
・1つがダメでも、工夫して乗り越えてみよう
・つらいことはうまくかわしたり、避けていい
・嫌なことは上手に断っていい
・時には人に頼ることがとても大切。勇気ある人ほど人に頼る
・人は変わることができる。ただし、時間がかかる
・自分も大切に、周囲も大切に、大事なのはバランス
・できないことがあることを認めよう。そして、次に進もう
・人は人、私は私
・醜い部分も含めて、自分を大切にしよう

いかがでしょうか。もちろん、ここぞというときには、子どもの心の強さの出番となる

こともあります。しかし、しんどい状況になると、誰もがつい、子どもの心の強さを使って浮き上がろうとしてしまうものです。そして、できない自分を卑下するのです。

つらくなったら、うまく大人の心に切り替えることが大切です。急がずに、ほどほどのバランスで受け入れる。自分を責めすぎない。このようなしなやかな対応ができると、変化の激しいこれからの時代でも、穏やかな毎日を過ごせるようになります。

これからは「続ける」ことのデメリットが大きくなる⁉

私は、これからの時代、「現状にしがみついて何が何でも続けることにこだわる」ことは、デメリットのほうが大きくなるのではないかと思っています。

遡《さかのぼ》って江戸時代。何百年も変わらない環境の中では、農業、漁業、鍛冶屋など、1つの家系が同じ職業を受け継いでいくのが通例でした。スキルを身につけるには、続けること、がんばり抜くことが必須です。やめる人間は、裏切り者だと言われる。途中で飽きたりやめたりほかのことに手を出すのは、「虻蜂《あぶはち》取らず」などと批判されました。

しかし、それはその時代だから必要とされた価値観、物語だったのです。

今も、勉強して、継続して、技術を積み重ねていく、という仕事ももちろんあります。

しかし、これからはそういった「伝承系」の職業はごく少数派になっていきます。それでも続けることに固執すると、

・その業界のことしか知らない
・自分の可能性を伸ばせない
・苦しい環境から離れられない

というデメリットのほうが大きくなります。

企業の年功序列制も崩れています。これまで、職場の過去の経緯を知っている人は価値が高かった。しかし、今はデータファイルを見れば事足ります。先輩の経験値よりも〝Google先生〟のほうが役立つ時代です。

自信をケアする「サイコーの評価法」

低下してしまった自信は、記憶によって作られているので、何かを行えばすぐに回復できる、というものではありません。しかし、できるだけ自信を低下させないようにすることはできます。それが自信をケアするという発想です。

このとき、何かの成功や健康の回復、人間関係の改善など、外界の変化に期待するのも

1つの手ではあるのですが、他力本願なことは運任せでもあるので、第2の自信がつきにくいのです。自分のコントロール下にあるもので勝負するほうが効果を得られます。

実は、外的なことはコントロールできなくても、外界や自分に対する「評価法」は変えることができるのです。

「サイコーの評価法」は、社会や自分にマイナス評価ばかりつけてしまうクセがあるクライアントにやってもらうようにしているものです（図7）。不安を減らし、自信低下を予防する力を持っているツールです。

方法は簡単。あるテーマ、あるいは一日を振り返り、
・いいことを3つ
・悪いことを1つ
・今後の対策を1つ
挙げるのです。

「3」と「1」と「今後」の最初の音をとって、「サイコーの評価法」と名付けました。

落ち込んでいるときは、よかったことを3つも挙げられない、と思うかもしれません。

しかし、探せば必ずあります。「今日はいい天気だった」「朝、鳥の声がきれいだと思っ

た」「シャツを褒められた」、そんなことから探してみます。
よかったことの見つけ方として次のようなアドバイスをしています。

●全体はよくなくても、部分的によかったことを拾ってみる
（例）一日ゴロゴロしてたけど、夕方見た景色がきれいだったなぁ。
夫は今日のおかずに不満そうだったけれど、子どもは喜んでくれた。

●手順や時間の経過など、プロセスで考えてみる
（例）これまでは仕事の依頼には即答す

（図7）サイコーの評価法

よかったことを3つ ●
●
●

悪かったことを1つ ●

今後の対策を1つ ●

るものだと思っていたけど、今日は「考えさせてください」と保留にできた。

昨日よりも、1つ自分の長所に気づけた。

●やったことによって得られた副次的効果に注目する

（例）仕事はダメだったが、訪問先の近くでうまいラーメン屋を見つけた。

身近なテーマで毎日続けているうちに、人との関係や仕事に関してもおおらかな視点が身につき、自信のもとにできるようになってきます。

悪いことも1つだけにとどめることがポイントです。「あの人と目が合ったけどそらしてしまった」。すかさず対策も書きます。「明日は、自分から挨拶してみよう」。この対策は必ずしも「実行」しなくていいのです。対策を考えるだけで、失敗ではなく前進のイメージを持つことができます。

このように、自分が遭遇したことをある視点で意識的に振り返る習慣を作ります。

いい日も悪い日もあるでしょう。しかし、いいことを見つけているうちに、世の中はそれほど悪いものでもない、と感じられます。気が滅入ることがあっても、今後の対策をその都度書くことで、自分はきちんと対処ができている、と自信を取り戻していけるのです。自信だけでなく、3つめの要素である「不安」を鎮めるケアとしても効果的です。

スマホにメモをしたり、手帳や日記に書くなど、やりやすい方法でOK。寝る前に布団の中で思い出すだけでもいいですが、できれば「自分の目で見て、継続を実感できる」方法のほうがいいと思います。

少なくとも1カ月は続けてみましょう。3ついいことを見つけることで、「今日もまあまあいい一日だった」という日々が積み重なり、人生そのものが明るい色合いを帯びてくる。この方法は、うつのリハビリのときにも取り入れていただき、効果を上げています。

自信のケアの目標は、こんなふうに思えるところにあります。

・自分らしくてもいい
・自分はまだまだ大丈夫
・この世界は悪い人ばかりではない。誰かが助けてくれる
・何とか道を切り開いていけそうだ

自分を責めるのをやめ、出来事にはいい面もあることを知ること。そして、必死にがんばらなくても自分を認めてくれる人がいることを実感できれば、自信は少しずつ回復していきます。

「やめる・やめない問題」の苦しみは、努力家の人にとって、大人の心を鍛えて成長する一大チャンスでもあるのです。

やめられない心をラクにする3つのポイント　③不安のケア

いよいよ3つめの「不安のケア」です。

28ページでも、不安は、あなたに降りかかるリスクを避けようとする大切な予知能力、とお話ししました。

実は、エネルギーも自信も満たされていて、不安だけが強いときには、不安ゆえに行動が遅くなったりはするものの、その人にさほどダメージは起こらないのです。例えば新型コロナ禍は私たちに大きな不安をもたらしましたが、雇用も保たれ、テレワークでかえって楽になった、というような人の場合は、その環境変化にもだんだん慣れて、適応ができていきます。

1章の終わりのほうで、「エネルギー低下、自信の低下、不安の拡大は三つ巴である」とお伝えしたように、エネルギーが枯渇し、疲れ果てていると、不安を3倍に感じるようになるのです。新型コロナ禍に対して「この先どうすればいいのか……」と動けなくなったような人のことをまわりの元気な人は「メンタルが弱いからだよ」などと言うかもしれませんが、不安は、条件次第で現実よりも大きく拡大するのです。

「やめる・やめない問題」で深く考え込んでいる人は、まさに不安が拡大した状態にあります。ここで「不安メーター」であなたの不安を測ってみましょう。

◎不安メーター

□気がつくと、いつもやめるか・やめないかを考えている
□どちらの方向を選んでも、うまくいかない気がする
□すぐに結論を出さなくては、とあせるが、方向性が見えない
□きっとうまくいかないと思う

□決めるのが怖い、決めると必ず後悔しそう
□そわそわして落ち着かない
□優先順位がつけられない
□眠れない、悪夢を見る

不安がつのると、つい将来のことや過去のことばかりを考えてしまいます。過去のこと、とは言っても、「あの危険が、将来また起こるのでは」という視点で考えているので、結局「未来に対する不安」の一部なのです。人は、調子を崩すと常に未来に対して過剰な警戒心を抱いてしまうのですが、それは不安という感情が原始人モードで必死にあなたを守ろうと、未来の危険をシミュレーションしまくっているからです。

あらためて、感情についてもお伝えしておきましょう。

【感情とは】
感情とはあなたの命を、心を守ってくれるものです。だからいろいろな気持ちがあっていい。感情は、悪者ではなく、あなたらしさです。

いきなり壮大な話に発展しますが、地球上の生き物は、その種を存続させていくという命題を抱えています。あらゆる生き物は、進化の過程で、生き残りに有利である機能を受け継いできた結果、現在の姿があります。
人間も同様。私たちに、安全、生存、生殖といった生命の目的を達成させるために、感情が存在しています。感情は、「行動できる体」や、「行動できる脳（思考、欲求、勇気、気力）」を準備させるために発動するのです。

そして、「こんな感情、なるべく起こらないほうがいいのに」と思えるような、怒りも悲しみも不安も、それぞれに目的を持っています。

【感情には、それぞれの目的がある】
・驚き……状況の変化に対応して準備をさせる。変化は生命のリスクであるため、しっかり感じ取ろうとする
・怒り……相手に反撃し、威嚇《いかく》する。自分の優位性を主張する
・恐怖……そばにいると危険な相手から距離を取る、逃げる

・不安……将来の危険を予測し、回避、停止、積極対応などの行動を促す
・悲しみ……エネルギーや健康、大切な人などを喪失し無防備な状態であるとき、引きこもらせ、安全を確保する
・恋愛……種の保存という目的のため性行為に向かわせる
・無力感・あきらめ……自分の力では対応できないものからは離れ、次の課題に向かわせる。次の課題に向かうために安全とエネルギーを確保させようとする
・喜び……集団として生き延びるため、生命の維持に関わる大切な情報を分かち合う
・ねたみ……誰かと比較して自分の取り分が適正であるかをチェックし確保する

感情は、原始人的な「生きるか死ぬか」の基準で湧き上がるゆえに、現代人にとっては少しオーバーな表れ方をしてしまうのが特徴です。感情は、厳しい環境や危険な状況で命を守る行動が取れるよう、私たちの体や思考を強烈に乗っ取ります。しかし、現代は「命の危険を感じるような場面」はほとんどなくなっている。それでも、感情は命を守ろうとするあまり、しばしば過剰反応をしてしまうのです。

パワハラ上司のことを、感情は、自分を殺すかもしれない敵だと感知します。もう目の前

にいないのに、夜中にその声や顔を思い出して眠れなくなったりします。自分よりも働いていないのに評価されている同僚のことがねたましくなり、その同僚が話す言葉がいちいち耳に残ったりもします。感情が「現状を打開するために行動せよ」と煽《あお》っているのです。

感情のメカニズムを知らないと、人は「自分はこんなふうに他人に振り回されて、なんて嫌で、弱い人間なんだろう」と自分を責めてしまうようになります。

感情は私たちに仮想現実を見せる

感情は非常にリアルで生々しいものです。理屈で説得しようとしてもなかなか落ち着いてくれません。それは、感情が私たちに「仮想現実」を作って見せるからです。

感情は、ある客観的事象を、とてもいいことのように見せたり、恐ろしいものにしたりします。

これは、感情がその人に「一刻も早くある方向に向かって行動せよ」と促す働きを持っているため。ですから、充分な情報がなくても、とにかく「ある方向性を持ったイメージ」として仮想現実を作ります。

恋愛、友情、愛情などでいったん好意を感じると、次の刺激も好意につなげて感じやすくなります（あばたもえくぼ）。

反対に、恐怖、不安、怒りを感じるような出来事があると、次も同じ方向で感じやすくなり、相手や出来事を「避ける」ようになります（坊主憎けりゃ袈裟《けさ》まで憎い）。

仮想でも本人にとっては「現実」だからこそ、私たちは必死に身構え、行動しようとします。

この仮想現実は、私たちが一刻も早く対処できるように、現実をかなり加工したイメージで作られますが、加工される方向性には３つあります。

「やめる・やめない問題」に伴う不安を考えるときには、この感情の性質についてもぜひ知っておきたいところです。

【感情のイメージ加工　①ボリュームアップ機能】

感情には、増幅機能があります。

相手がイラッとしたように見えた。すると感情は、「相手は自分に嫌悪感を抱いている。きっと、自分を攻撃してくる」というふうに、事実を増幅（ボリュームアップ）させ、大きく表現して伝えてくるのです。これにより、人は恐怖や不安、怒りをかき立てられて、相手を避けるようになります。

増幅機能も、一瞬の判断と行動が生死を分けた原始人にとって有効だったもの。しかし、現代人にとっては厄介に働くこともあります。顔も名前も知らない相手からＳＮＳで攻撃的なコメントをされただけで、気になって仕方がなくなり、日常が乗っ取られたようになってしまいます。

【感情のイメージ加工　②クローズアップ機能】

客観的に見渡せる事実が複数あるとき、感情には、その中で最もリスクのある要素を拾い出して、それだけを見つめさせようとする「クローズアップ機能」があります。

その要素が恐怖や怒りといった感情を伴う場合は、敵のことが頭から離れなくなります。恋愛の場合は、相手のことしか考えられない、という状態にも。

クローズアップ機能は、「ほかの問題よりこの問題が大切。これだけを考えよ」という働きからなる仕組みです。不安なときも、ポジティブな情報はスルーし、不安な要素だけをクローズアップして、仮想現実が作られます。

【感情のイメージ加工　③ワープ機能】

感情は、あなたに対策を促すために、客観的に見えている現実よりも「起こるかもしれない、怖い結果」のほうを現実のように見せ始めます。

原始人が山に山菜を取りに行こうとするとき、猛獣に出会う危機のイメージを鮮明に描けば、山に行くことを控えたはずです。本当は、出会わない確率や出会ったときの対処法など、破局に至る前にかなりのステップがあるのですが、一気に「死ぬかもしれない」という破局イメージにワープするのです。逆に言うと、だからこそ、危険を避けられた。

しかし、このワープ機能も、現代人には過剰です。私たちは新型コロナウイルス＝死のイメージでおびえていますが、実際は、感染する、症状が出る、重症である、施設に空きがない、治療が効かない……などの悪条件が重なったときにしか、本当の破局は訪れないと、とらえることもできます。

いかがですか。不安が拡大するのは、現代人にとって誤作動であることが多いのです。

特に「やめる・やめない問題」で苦しむときは、２つの選択肢の、双方のリスクを不安の目で拡大してイメージするので、葛藤がどんどんふくらんでしまいます。

人に相談しても、相談した人にはあなたが見ている仮想現実は見えません。どちらかに決めちゃえば……的な、ゆるいアドバイスが返ってくるでしょう。すると、自分は「こんなことも決められないダメ人間なんだ」と自信が失われていきます。

しかし、「不安って、そもそもそういうものなんだよ」という感情の本質を知っていると、いたずらに自分を責めることもなくなるのです。

不安なときこそ「呼吸」を意識しよう

拡大した不安をゆるめるための王道があります。まずは、エネルギー、そして自信のケアです。

そもそも、エネルギーが2倍、3倍モードでなければ、不安をはじめとした感情も過剰になることは少ないのです。また、自信があるときは、事象に対してそれほどあわてて対処する必要もない、つまり感情を強く発動させる必要もないのです。

ですから、今すでに不安が強くなっているとしたら、まず休んで、睡眠を取って、人に話をしてみることから始めてください。

そのうえで、簡単な呼吸法をやってみましょう。

不安で作られた仮想現実は、理屈では塗り替えにくいのですが、不安で緊張した体をゆるめると、脳が「もしかしたらそれほど危険でない？」と警戒をゆるめる方向に働くのです。

◎呼吸法（数息観《すそくかん》）のやり方
・ただ息を数える
・どんな呼吸でもいい
・100まで数えたら、1に戻る
・やめたいときにやめていい

今、あなたがしている呼吸を大切にします。正しい呼吸は何か？　などととらわれる必要はありません。姿勢なども気にしないでいいのですが、コツをつかむためには、寝転んで、頭、こめかみ、首、肩、おなか、足先と、体のすみずみまで力を抜き、ただ呼吸を数えるようにするといいでしょう。そして、自分の自然体の呼吸をただ、ふーっと眺めるようにします。だから「数息観」と言います。

こんなふうに自分の呼吸を見つめたことはなかった、とクライアントは驚きます。とても心地よいので、不安で眠れない夜にも試してみてください。でも、緊張が強いときは、うまくいきません。それはそれで感情が「体の緊張を解いている場合ではない」と教えてくれていると思ってください。どんな状態でもできるようになるべき、という課題ではないのです。

また、エネルギーや自信に関係なく、自分は少し不安がりだと日頃から感じている人もいるでしょう。そんな人には、「やめる・やめない問題」で悩むのをいったん横において、日々の楽しいことに意識的に目を向けることをお勧めしています。

不安がONになっていると、先に挙げた「3つのイメージ加工」により、ネガティブなことばかりが目につきます。そして将来の破局イメージが続いてしまいます。すると、緊張が増えて、エネルギーを消耗するという悪いサイクルから抜け出せなくなります。

そこで、何か小さなこと、目の前の楽しいことに集中します。映画でも、本でも、ゲームでも、音楽でも、掃除でも、料理でもいい、パソコンのフォルダーを1つ整理する、なんてことでもいいのです。ただし、やりすぎて疲れないようにしなければなりません。

また、意識して「サイコーの評価法」的に、日々の明るい面を見るようにしてみるのも効果的です。特に大きな幸せなことがなくてもいい、今日は無事に生きていられた。だから、幸せだった。こんな発想です。ただ、これも「できる・できない」の課題としてとらえすぎると、うまくできないことによって自信を失ってしまいます。「大人の心」でバランスを取りながら進めてください。

4章

「やめる」一歩を踏み出そう

自分の中の「答え」の引き出し方

悩みがピークに達したときが「物語作り」のタイミング

「エネルギー」の影響力の強さを知り、「自信」について見つめ直し、ふくらんでくる「不安」とのつきあい方についてもご理解いただけたと思います。

人からどう言われようと、「やめる・やめない問題」は、あなたにとって人生の大問題です。エネルギーを消耗し、感情が揺さぶられ、一筋縄ではいかない作業だからこそ、これら3つの要素について知り「やめる」ためのコンディションを整えていただく必要がありました。

エネルギーと自信と不安は三つ巴、と、お話ししました（30ページ）。休養を取って元気になると、自信も幾分かは回復し、不安感も和らいできます。2段階から1段階に戻ることによって、スムーズに「やめる」決断ができる人もいます。あるいは、もう少し踏ん張ろうかな、と「やめない」ことを選ぶこともあるでしょう。

しかし、「それでも、モヤモヤして、結論が出ない」ということのほうが多いかもしれません。やめる必要性を感じているけれど、一歩を踏み出せない。ここで求められているのが、あなたの「物語」の見直しです。

実は、私たちはある方向に進んでいるとき、理性で「タイトル」をつけているものなのです。あなた自身は意識していなくても、自然にラベルをつけている、それが物語です。

さまざまな都合、さまざまな感情を統合し、「自分はこんな目標に向かって進んでいきたい」「私にとって、これが大切なことなんだ」などと生き方の方向性が決まったとき、そこに新たな「タイトル」が浮かび上がります。そのタイトルは、これからのあなたの生き方の態度にも影響を与えるものです。「逃げる」というタイトルなのか、「新たな生き方への積極的な転身」というタイトルなのかで、印象はだいぶ変わりますよね。

「やめる・やめない問題」で悩んでいる人は、今、人生の大切な分岐点にいます。これまであなたを支えてきた物語を見直して、整理する作業が要求されています。違う見方をすると、「やめる・やめない問題」は、実際に何かをやめる・やめないと決めたときではなく、新しい物語を作ることができたときに解消するのです。

悩んできたからこそ、たどり着くひらめきがある

これまで多くの人をサポートしてきましたが、カウンセリングをしていると、クライア

ントそれぞれの方に、「そうか、こうやってみればいいんだ。こう考えればいいんだ」という、ひらめきのようなものが訪れる瞬間があります。ひらめきとは、言い換えれば「自分にしっくりとなじむ新たな物語」のこと。しかし、そのひらめきは、ただ本を読んだからとか、格言に出会ったとか、意味のある一言を言ってもらったから生まれる、というような単純なものではありません。

クライアントのみなさんを見ていると、さんざん迷い、葛藤し、繰り返し挫折する、という経験が積み重なって、あともうひと押しで答えにたどり着きそうだ、という状態になってはじめて、ひらめき、つまり、新たな物語（視点や解釈）に出会うことが多い。

準備が整っていないときにいくらヒントをお伝えしても、深い納得感や行動力にはつながりません。その人が「ひらめく」かどうかは、それぞれのタイミング、悩みに対する成熟度が大きく関係するのです。

「やめる・やめない問題」は、葛藤が大きいテーマです。

悩みながらも、やめないでここまでやってきたあなたには、何らかのひずみがたまっている。苦しいけれど必死で我慢をしてきた。やめないで我慢して続けるのも、潔くやめたとして、その先のことを想像するのも苦しい。苦痛によるフラストレーションが最大限に高まった今だからこそ、新たな物語を作り直す絶好のチャンスと言えるのです。

新たな物語作りを成功させるための3カ条

新たな物語を作るときに、ぜひ、知っておいてほしいことがあります。

それが、図8にある3カ条。3つのどれが欠けても、「やめる・やめない問題」と向き合う作業はスムーズにいきません。

この3カ条は、あなたが子どものころから慣れ親しみ、鍛えてきた、困難に立ち向かうための戦い方をすべて根っこから見直すことになります。1つずつ見ていきましょう。

「逃げてはいけない」という思い込みをなくす

1つめの「避ける」もあり、について。

これ、頭では理解できていても、いざ実際の行動となると、抵抗を感じる人が多いのです。

「やめる」という思考を強力に阻むのが、「逃げてはいけない」という思い込みです。実際に、50歳を過ぎた人が「つらいからといってこの課題から逃げたら、この先どんな課題も乗

（図8）「やめる・やめない問題」に関する
新たな物語作り　成功のための3カ条

1．「避ける」もあり

2．自分を責めない

3．急ハンドルはダメ

り越えられません」と大真面目におっしゃるのです。これこそが、「子どもの心の強さ」（97ページ）の呪縛です。子どものころから乗り越えてきたやり方以外の戦い方を（心が）知らないのです。

「避ける」という対処について見直すときには、「自信」を振り返る必要があります。

自信とは、その人を支え、「自分は多少の困難に直面しても何とかなる」という確信の根拠となるもの。

「自分はできる（第1の自信）」「自分には信頼できる体と頭脳がある（第2の自信）」「人から愛されるはず（第3の自信）」という3つの要素の集合体が、自信です。自信は、自分が抱く「自己イメージ」と「課題イメージ」のバランスで大きくなったり小さくなったりする、とお話ししました（87ページ）。

（図9）自分と課題イメージとの比較による4段階の自信

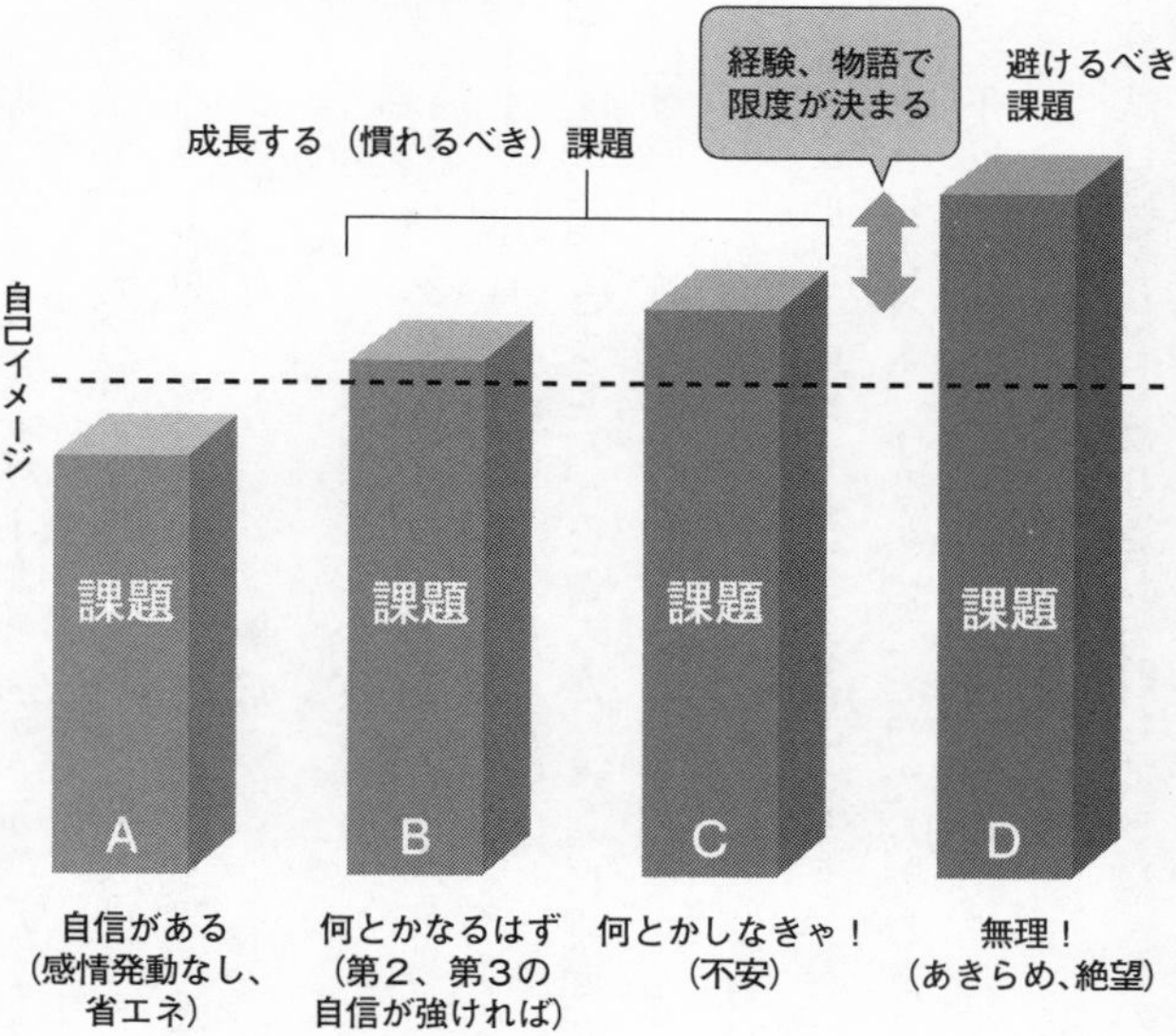
経験、物語で限度が決まる
避けるべき課題
成長する（慣れるべき）課題
自己イメージ
課題
課題
課題
課題
A
B
C
D
自信がある（感情発動なし、省エネ）
何とかなるはず（第2、第3の自信が強ければ）
何とかしなきゃ！（不安）
無理！（あきらめ、絶望）

図9を見てください。課題よりもあなたの自己イメージのほうが大きい（A）と「できる」と判断します。何なくこなせる課題なら、疲れることも落ち込むこともありません。このように自分の能力と課題を比べるときには、通常、第1の自信と照らし合わせます。

一方、課題があなたの自己イメージよりも少しだけ上回っていたとき（B）は、どうでしょう。「何とか今の体力とやり方で乗り越えられるはず」という気持ちを支えるのが第2の自信。「ちょっとぐらい失敗しても誰かが守ってくれるはず」と思えるのは、第3の自信があるからです。このように第2、第3の自信があれば、ちょっと難しそうな課題にも取り組むことができる。成功すると、第1の自信もついて、「次もがんばろう」と思える。このような課題クリアの連続で鍛えてきたのが、「子どもの心の強さ」でした。

「逃げたらダメ、あきらめてはダメ、一人で乗り越えなくてはダメ」

右肩上がりの成長が可能な学生時代ならば、この「子どもの心の強さ」で実際に課題を乗り越え、成長できました。ところが、さらに課題が手強くなる（C）と、これまでのような自信は感じられません。不安がふくらみます。そして、今まさにあなたが向き合っている「やめたくない（乗り越えたい）」の行き詰まりは、もはや課題があなたの自己イメージを大幅に上回り、「限度を超えた状態」（D）になっている可能性が高いと言えます。

社会の変化は大きく、予想外のことはたびたび起こります。また、人によって、明らかに向き・不向きもあります。課題がDレベルであるのに、何が何でも乗り越えようとしていないでしょうか。

すでに試行錯誤して、繰り返し失敗してきた。なのに、「同僚はできているのに、自分はできない。自分がダメだからだ」と間違った物語にしがみつくと、自信はしぼみ、あなたの自己イメージも縮まる一方です。

3章で、新たな職場で挫折してしまったBさん（57ページ）もこのパターンと言えます。「自分は負けた。自分は弱い人間だ」と、自分で自己評価を下げてしまっているのです。

「避ける」「やめる」という大人の選択肢もある

自信をムダに削らないために、ここで出番となるのが「大人の心の強さ」（101ページ）です。

「やめる・やめない問題」で悩んでいるときこそ、つらいことは断っていい、避けていい、できないことがあることを認めよう、と自分自身に投げかけましょう。そう思う価値観を再構築することで、「避ける」、そして「やめる」スキルを高めていくことができます。

試行錯誤をしたけれど、これは無理だったと認める。それは、あなたにとっては「できる」という第1の自信を低下させる悔しい経験でしょう。

しかし、「これはたまたまできなかっただけ。ほかのことなら得意なことはあるし、そんな苦手な部分がある自分のことを評価してくれる人だっている」と、全体を俯瞰《ふかん》し「避けた自分」を認められるのが、大人のしぶとさ。こちらを鍛えていけばよいのです。

明らかなパワハラやDVに対しても、「子どもの心」で乗り越えようとする人がいます。理不尽な暴力に耐える必要はなく、一目散に逃げたほうがいい。一方的に他者をおとしめ、傷つける態度は、「認めてはいけないもの」です。苦しみに耐えかねた末に「やめたい」気持ちが出てきているのに、逃げてはダメ、相手にも言い分があるはず、と「言い聞かせ物語」をかぶせて問題の焦点を見えなくすることは、課題の解決から「逃げている」ことでもあります。「避ける」選択肢もしっかり選べるように、気持ちの解きほぐし方を身につけていきましょう。

自分を責めることは逆効果

新たな物語作りのための2カ条めは、「自分を責めない」。

「自分責め」もまた、「子どもの心の強さ」による副作用と言えます。

子どもの心の強さは、逃げるな、最後までとことんやれ、と言ってきます。そして、我慢できない自分をあなたは「だからダメなんだ」と責める。「こういった出来事が起こったからこうする」という理性的分析ではなく、「とにかく逃げたらダメ」という頭ごなしの評

（図10）「やめる」「やめない」のプラス面・マイナス面

	やめない（現状）		やめる	
	プラス面	マイナス面	プラス面	マイナス面
理性	総合的に判断できる			
感情 イメージ加工（114ページ）		拡大		拡大
将来の不安重視	現状は認識しにくい			
変化を避けようとするバイアス		認識しにくい		
子どもの心の強さ		認識しにくい		

価。ここでは一種の思考停止が起こっているのです。「一度逃げグセがつくと、一生負け犬」という感情のワープ機能による誤作動です。

まずは、冷静に双方のプラス面・マイナス面を分析したいものです。

「やめる・やめない問題」が生じているとき、現状のプラス面・マイナス面、やめたあとのプラス面・マイナス面があります（図10）。

やめたい気持ちからは、現状、つまり続けるマイナス面とやめたあとのプラス面が見えます。やめたくない気持ちからは、続けるプラス面と、やめたあとのマイナス面が見えます。

理性的なときは、これらを総合的に判断できるでしょう。ところが、エネルギーと自信が低下して不安が強くなってくると、感情のクローズアップ機能（115ページ）により、視点が限られてきます。

感情は、将来のマイナス面を拡大させます。やめた場合、やめない場合の将来の不安です。ただ、「現状」については、プラス面もマイナス面も感じられなくなるものです。

さらにエネルギー・自信が低下してくると、無意識に変化を避ける方向で思考が進むようなり、現状のマイナス面がさらに見えにくくなり、「変わらないほうが安心」に思えてきます。そこに子どもの心の強さの「がんばれ、乗り越えろ」という言い聞かせ物語が加わると、現状のマイナス面がさらに感じにくくなってきます。

つまり、総合的には現状（やめない）のプラス面、マイナス面があまりきちんと考察されていないことが多いのです。

そこで、特にこの2つの部分について、自分自身の声をきちんと聴きます。民主主義ですね。そうしないと体と心が納得して一つの方向に進みにくいのです。これが新たな物語作りの一歩だと思ってください。

心の声を聴いてみよう

まずは、「やめない（続ける）ことのマイナス面」から。

一番のマイナス面は、現状の苦しさを我慢し続けなければならないということです。これは理性的に考えれば考えるほど明確にすることができます。

次は、「やめない（続ける）ことのプラス面」です。

そもそも今の自分が苦しいから、新しい可能性に向かおうとしているのです。それは大きくは理性の判断。しかし、実際は決められない・動けない。今の状態にプラス面を感じて、変化にブレーキをかけているのは感情です。あなたには意識できていないかもしれませんが、がんばり続けたい、乗り切って自信を感じたいという感情の言い分にもしっかり耳を傾ける必要があるのです。

これらの隠れた声を聴き、心全体で合意する案を検討していくのです。そうして「自分はこういう理由で、この道を選ぶ」と納得できたとき、新しい物語が生まれます。

新たな物語を模索しない限り、「やめる・やめない問題」は、「こっちの会社よりあっちのほうが待遇がいいから」とか、「離婚って、すごく大変そうだから」という表面的な考えの域を脱することができません。すると、本当の意味で問題を乗り越えることができないから、転身したとしても、「あのとき勢いで決めてしまった自分」のことを後悔し続けることになるケースも多いのです。見せかけだけの「リセット」ですね。

未熟な転職コンサルタントなどは、まさにこの「表面」だけで、解決法を提案します。プラス面とマイナス面を提示して、「どう考えてもマイナス面のほうが大きいですから、転職しましょう」と即決を促す。しかしこれではやはり心が動かないうえ、決断できない自分がダメなように思えて、悩みは深まるばかりです。


せっかく悩んで行動するのです。私は、決断に迷うときこそ、丁寧に、時間をかけて考えることをアドバイスしています。

どうして動けないのか。反対に、動きたい気持ちの理由は何か。本当につらいのは、どこなんだろう、というふうに、表面的なプラス面・マイナス面ではなく、気持ちの細部を点検し、今のクライアントを支える強固な物語の芯（ゴールデンファイル。159ページで説明）を引っかけようとします。

すると、ふと、「ああ、私は負けたくなかったのかもしれません」という言葉が出てくることがある。こうやって、「言葉」という形にできるようになると、気持ちに少し余白ができるのです。

もちろんその物語は、繰り返し自分を鍛え、支えてきただけあって、強固です。一度、言葉にしたぐらいで崩壊するものではありません。だから、やめる作業には時間がかかるのです。さらには、行動し、自分の気持ちや反応を「観察」することが必要なのです。

ここまでの話は、少し抽象的かもしれません。ここで、実例を交えてみましょう。私がカウンセリングにおいて、どんな対話をしているかをご紹介します。


〈事例〉ブラック企業に勤める会社員のカウンセリング

誠実で理知的な印象の50代の男性。これまで3回転職した。うち2回はブラック企業で、がんばりすぎて消耗し、退職した経緯がある。

今の企業には10年以上勤務し、社長からも目をかけられている。

ところが、生来のがんばり屋のために、ほかの人よりも負担の大きい作業を押しつけられることが多い。また、がんばっているにもかかわらず休暇や給料などへの配慮が少ないことに不満がつのってきた。

社内で相談してみたが、ワンマン社長の会社なので、誰もこれといった改善策を示してくれない。そのうち眠れなくなり、会社に行けない日が続いた。会社に内緒で受診したところ、うつ状態と診断された。

社外の友人や、その知り合いのコンサルタントに相談すると「そこはやめたほうがいい」とアドバイスをもらった。自分も、今の会社には将来性がないと頭では理解している。ところが、どうしてもやめる決断ができない。何とかうつ症状から回復し、仕事を楽に続ける方法はないか、とカウンセリングにやってきた。

ひと通りのお話を聞き、やめることを提案したが、「今やめるのは、会社に迷惑をかけてしまう」とか、「今やっている仕事をやり遂げたい」「同僚を裏切れない」と繰り返し、気持ちと理屈がバラバラになっている様子。この時点でやめることにこだわると、クライアントの葛藤をより大きくし、自信を失わせると判断し、まずはエネルギー回復を優先してもらうことにした。

クライアントは、睡眠を取ること、規則正しい生活、運動をすることなどを意識して、仕事を続けた。働きながらのうつのリハビリなので、回復はゆっくりとしか進まなかったが、3カ月後に運よくリモートワークの制度が始まった。社長に直接会わないですむことや人間関係の煩《わずら》わしさが和らいだことにより、うつ状態が回復してきた。

いよいよ「やめる」テーマに取り組むことができる状態になった。

まずは、「どうして今の職場を選んだのか」というテーマから考えてもらった（「やめない（続ける）」ことのプラス面）。

この会社は大切な先輩から紹介された、前の会社より給料がよかった、という現実的な理由もあったが、さらに深く考えてもらうと、「自分を成長させてくれる会社だ」と感じたことを思い出した。

この物語がある限り、「困難があるからこそ、乗り越えて成長しなければならない」という結論になってくる。「困難があるからそこを逃げる」という発想は到底出てこない。

さらに深く掘り下げると、子どものころから自分は努力して他者に勝ってきた、それによって人から信頼を得てきた、という成功体験が自分を支えてきたこともわかってきた。

もう1つ、「やめる」を阻む物語も見つかった。それは、前々職で、同じようなブラック企業に勤めていたとき、あまりに苦しくて退社したが、ろくに下調べもせずに次の会社を選んでしまったこと。

次の会社は前よりもひどかった。クライアントにとってこの経験が「やめると、大変なことになるかもしれない」「やめるときには本当に慎重にやらなければ」という物語の強化につながっていた。

これらの物語に気づくことで、クライアントの「決断できないダメな自分」という自虐が少しゆるみ、同時に「続ける」ことへのこだわりも薄れてきた。

最後まで立ちはだかっていたのは、「困難があるからこそ、乗り越えて成長しなければならない」という物語。しかし、この物語は20代から30代のころのものであって、50代の今のあなたには、成長にこだわる「子どもの心の強さ」ではなく、今ある自分を受け入れ、いかに有効に活かしていくかという「大人の心の強さ」が必要だ、とお話しすると、次第にその物語を受け入れてくれるようになった。

とはいえ、やめるという行為は手強い相手。何とか物語の準備ができ始めたので、実際に少し行動して、新しい世界に慣れていく作戦を取った。「7〜3バランス」（143ページ）と、「OODAループ」（48ページ）による観察と評価だ。

7〜3バランスでは、「やめる・やめない問題」で、今のところ理性的には「やめる方向」に傾いているので、やめるを10、やめないを0にしたときの7〜3に当たる行為を考察してみた。

いろいろ考えた結果、まずは転職サイトに登録する。退職した先輩に話を聞く。ハローワークを覗いてみる、という行動から始めた。あわせて、OODAループで、行動したときの自分、やったあとの自分を観察して、報告してもらうことにした。

OODAループで、行動し、観察するということは、「やめる・やめない問題」で立ち止まっている人が最も苦手とすることだ。不安でいっぱいになると、人は「すくんで」しまう。原始人モードで言えば、外敵から身を隠し、命を守るための大切な行動。しかし、いつまでもすくんで動かないと、必要な情報も入らない。自分の過去の経験を、ネガティブな視点で検索し、頭の中でこねくり回しては結局行動できない、というパターンに陥りがちだ。

まずは行動することによって、新しい情報が入ってくる。快適な情報ばかりではないが、自分という人間がどう感じ、どう行動できるかを観察できるという大きなメリットがある。


クライアントは、いろいろと行動する中、「現実はなかなか難しい、ということがわかってきた」と言う。そこで自分が何をやりたいか、自分にどんな可能性があるかということをもう一度考えてみることになった。

その結果、「自分は、人と接して個人的なサポートをすることが得意で、それに喜びを感じる」という「ゴールデンファイル」（159ページ）に気づいた。その側面から、自分のスキルを活かす仕事を探していく、という作戦となった。

ところが、景気も悪く、なかなか望む仕事が見つかりそうにもない。今の仕事を続けながら情報を取り、自分の中で戦闘力を高めていこう、という方針となった。

すると、不思議なことに、男性は今の会社があまり嫌ではなくなったのだ。

当初は、どうしても困難を乗り越えなければならない、といういびつな物語を抱えていたが、エネルギーが回復し、うつ状態が改善し、継続へのこだわりも少なくなった状態で考えてみると、今の会社は確かにブラックな一面もあるが、自分のことをかなり高く買ってくれていて、自由な行動もさせてくれる。この環境をうまく使って、「新しい物語」の中で、自分の得意分野を開拓していけそうな気がしてきたという。

私が「じゃあ、やめなくていいじゃないですか」と言うと、「えっ、でも私たちは今の会社をやめるためにこの半年間、ずっと考えてきたじゃないですか」と驚いた顔をした。まさにPDCAサイクルの発想だ。

「『やめる・やめない』は目的ではなく、あなたが幸せに生きる方法を見つけるための手段なんですよ」とお話しすると、彼の心はいっそう整理され、「今の会社で生きる道を探してみます。もしダメだったら、きちんと準備をして、タイミングよくほかの道に進むことにします」と決意を話してくれた。


いかがでしょうか。このクライアントの事例には、本書で私がお話ししている、やめ方の手順の要素がたくさん詰まっています。

自分を縛っていた物語に気づき、新たな物語を見つけ出す際の「7〜3バランス」については、後ほど解説しましょう。

「急ハンドル」は必ずリバウンドする

さて、3カ条の最後、3つめの「急ハンドルはダメ」です。

これも、やめる手順として心に留めてほしい、大切なルールです。

やめたいことで悩むのは本人にとって苦しいことなので、何となく勢いで結論を出したくなるものです。特に、うつ状態になっていると、人は中途半端な状態で一喜一憂することがつらくて仕方がないので、すぐに転職先を見つける、すぐに辞表を提出する、というような「一か八《ばち》か」の極端な行動を取りたくなります。

しかし、生き方においては「急ハンドル」は絶対によくないのです。急ハンドルは過去の自分の全否定になります。大切な第2の自信を自分で崩してしまう行為です。生き方の修正の場合、そろそろとハンドルを切りながら、現実的な着地点を探していくことが大切です。

急ハンドルはダメ、を説明するときに、クライアントには、ダイエットを例に説明することがあります。1カ月後までに5キロやせたい、と目標を立てて、食事をとらない、という極端なことをやると、必ずリバウンドして前よりも太ってしまうもの。これは、急激な我慢を自分に強いることで、本能の「食べたい」という欲求が過大にふくらむためです。

やめたいのにやめられない、というときには「やめられない」ことに必ずプラス面があるのです。その人が気づいていなくても、隠れたプラス面あるから手放せない。だからこそ、変わりたいときには少しずつ行動し、少しずつプラス面を弱めつつ、「できた自分」を認めながら進んでいくことが成功の秘訣となります。

具体的な手順である「7〜3バランス」について、お話ししましょう。

新たな物語作りを進めるツール「7〜3バランス」

ピンチになればなるほど、私たちの頭は働かなくなります。

「いいえ、働いています。むしろ、そのことばかり考えているんです」と思うかもしれませんが、そのようなときの思考は、

①複雑な思考を避け、単純かつ極端な2つの選択肢（やめるかやめないか、別れるか別れないか）だけが頭に浮かぶ

②それぞれの案の悲惨な展開をイメージして繰り返す

というものになっています。考えれば考えるほど、いずれの選択肢でも悲惨な結末になるので、どちらも決心できない、という迷路にはまってしまうのです。

このようなときに、思考を進めて行動していくための有効なツールが、「7～3バランス」です。「やめたい」が10としたら、「やめたくない」を0とする。どちらにもメリット、デメリットがあり、どちらも必要な感情なのです。そこで、7～3ぐらいの中間案を選択するのが「7～3バランス」というやり方です。

「7～3バランス」は自衛隊の戦術思考から生まれた

そもそも「7～3バランス」の考え方は、自衛隊で培ったものです。

戦場という現場は、不安だらけで、ともするとパニックに陥るようなトラブルがたくさんあります。隊員たちは疲れ果ててもいます。すると、悩んでうつ状態になった人と同じように、「うつ的性格化」に陥り、極端な案しか出なくなります。

例えば、侵攻してくる敵からある町を3日間守るためにはどうすればよいかを考えるとき。不安だらけだとたいてい「戦うか、逃げるか」という二極の考えしか出なくなります。

そこで、戦術のトレーニングでは、必ず「第3案」を出すよう訓練するのです。

戦うという第1案は、「いくぞ!」となりふり構わず勢いで押していく楽観的な考え方。逃げるという第2案は、逃げなくてはならない、なぜなら装備も人員も時間も足りないから、というような悲観的な考えです。1案と2案は簡単に出ます。そこで第3案を考えるのです。「3日間、相手が来ないようにするなら、ここで1日、またここで1日、というふうに相手を停滞させる作戦があり得るんじゃないか。そうすれば損害も少なく、弾が少なくてもいけるんじゃないか」と。これを「遅滞作戦」と言うのですが、こういった中間点の第3案が生まれると、不思議と冷静に思考が回り始めるし、「いけるかもしれない」という希望も湧いてくるのです。

「やめる・やめない」を7~3バランスに当てはめてみる

現実に落とし込んでみましょう。

例えば、パワハラを受けている状況があったとします。

今のまま、やめないが「0」。図11のグラフではA案に当たります。やめる、が「10」。B

（図11）7〜3バランス（葛藤への対処）

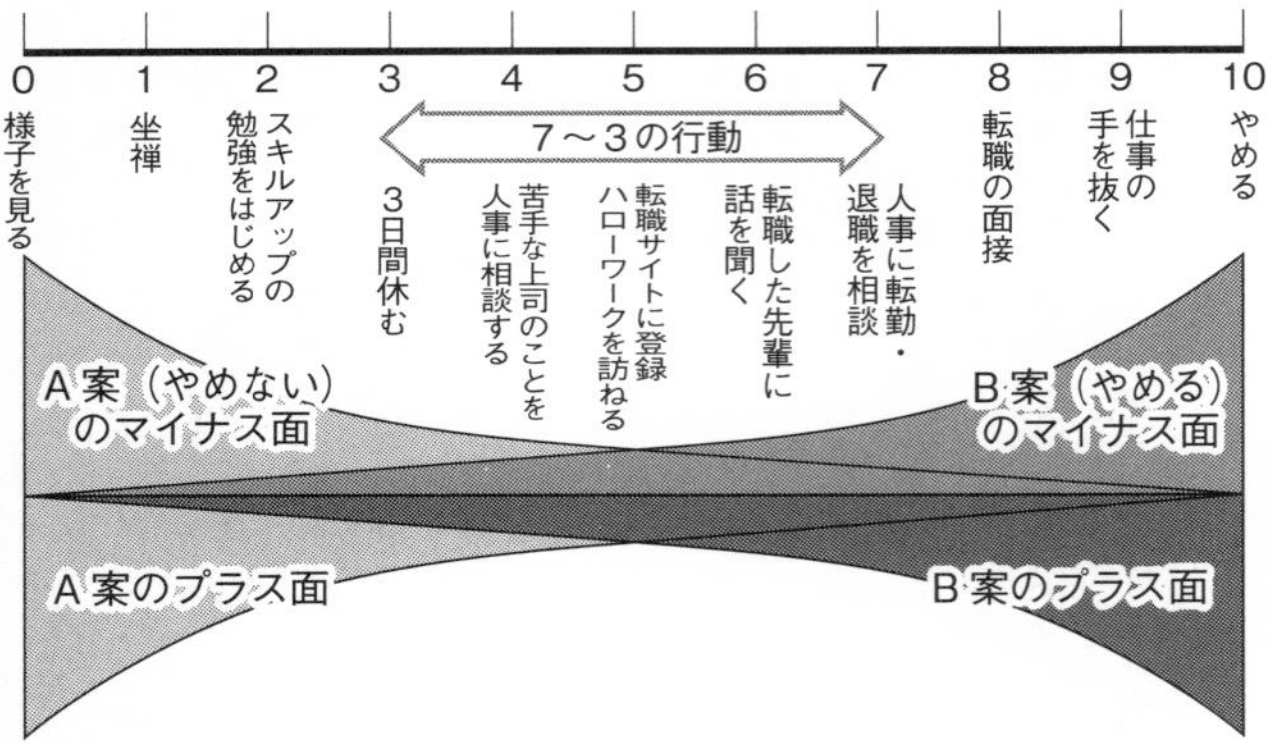
0 1 2 3 4 5 6 7 8 9 10
様子を見る
坐禅
スキルアップの勉強をはじめる
3日間休む
苦手な上司のことを人事に相談する
転職サイトに登録
ハローワークを訪ねる
転職した先輩に話を聞く
人事に転勤・退職を相談
転職の面接
仕事の手を抜く
やめる
7〜3の行動
A案（やめない）のマイナス面
B案（やめる）のマイナス面
A案のプラス面
B案のプラス面

0か10かという二者択一の極端な選択はせず、
7〜3バランスに収まる行動を取る

案です。グラフを見ないで考えると、B案のほうが今の苦しさ（マイナス面）がゼロになるからベストな選択のように見えますね。

確かに、やめないでいるのは苦しい。しかし、グラフを見てください。やめない「0」にも、それなりのプラス面があるのです。新たな環境を探さなくていい、とりあえず会社に行ってさえいれば給料は入る。あるいは、パワハラを受けているけれど、慕ってくれる後輩がいる、褒められることもある、など。苦しくて、やめたくて仕方がないのだけど、そのプラス面を無意識が感じているから、「0」の位置から動けない。これが現状なのです。

では、「10」の「やめる」は、どうでしょう。グラフにあるように、同じくらいプラス面はあるのです。だから「やめる」ことに心が惹かれる。もう大嫌いな上司の顔を見なくていい、もしかしたら新たな職場でやりがいが見つかるかもしれない、新しい可能性が広がるかもしれない。しかし一方で、苦しさも大きいのです。転職がうまくいかないかもしれない、給料をもらえない期間の月々の支払いはどうする？　転職先にだって人間関係のトラブルはあるかも……などです。

このように、「0」か「10」かだけを見ると、どちらにも苦しさがあるから、不安なとき、疲れているときには、なかなか「動く」ことができません。

そこで、7～3ぐらいのところを目指してみるのです。

やめない＝0に近いところの3のレベルでは、どんな行動ができるでしょうか。やめないものの、少しだけ変えてみるなら、どんなことができるでしょうか。

有給をくっつけて、3日間休んでみる。苦手な上司との仕事をまず1つ、減らせるように人事に働きかけてみる。このように、抜本的な解決にはつながらないけれど、まずは小さな一歩を踏み出してみます。

やめる＝10に少し近い5〜6のレベルでは、少し「やめる」にシフトした行動はどんなことができるかを考えてみる。転職サイトに登録してみる。あるいは、人事には言わないけれど、転職した先輩にだけ、迷っていることを話してみる。グラフを見てください。3〜7の状態では、さほどプラス面もないけれど、マイナス面もかなり少ないのがわかるでしょう。このように、少し動いても、何か困ったことが起こるわけではない、という安全を確保した状態での行動なので、安心して行動できるというのがポイントです。もし、誰かに「やめることを考えてるんだって？」と聞かれても、「いや、冗談だから。本当にやめるなら上司に言いますよ」などと切り返せる範囲での行動にとどめるのが、大事なポイント。

7〜3の中間地点で、できそうなことを考えてみましょう。あまり難しく考えず、できそうだなと思うことを軽くやってみるといいのです。

私はよく「試しに」「とりあえず」という発想をすることを提案します。肝心なのは、行動したあとの「観察」です。実際に行動してみて、どう感じたか、あるいは周囲がどんな反応をしたかを観察してみる。あくまでも「実験」であり「お試し」ですから、うまくいかなかったら、元のポジションに戻ればよいのです。

実際に7～3バランスで行動、観察してみよう

例えば、「やめよう」という気持ちが強くて、人事にも退職を匂わす相談をしてみた（7レベル）。すると、漠然とした不安が湧き上がったとします。やめたいと思ったけど、自分はこの会社にいることに安心を覚えているんだな、と気づくこともあります。

一方、今はやや「やめられない」という気持ちが強い場合、まずは社内で、上司と離れられないか聞いてみた（4レベル）ものの、職場の状況からなかなかそれも難しそうだ、とわかると、転職に向けてもう一歩進んでみようかな、と思えることもあります。

どちらも、戦場でいう「第3案」を出して考えたからこそ、感情や思考が動くのです。「やめる・やめない問題」で悩んですくんでいたときよりも、大きい進歩です。このように、よどんだ考えをかき混ぜて、動く原動力につなげていくことができるのが「7～3バランス」の持つ力です。

135ページの事例で取り上げたクライアントも、転職サイトに登録する、退職した先輩に話を聞く、ハローワークを覗く、などの行動をすることによって、現実を知る一方、自分がどういうことに喜びを感じるのかに気づくことができました。

行動して、どう感じたかを観察して、また、次の行動をする、これがまさに「OODAループ」です。やれそうだな、と思うことをやってみて、自分の感じ方がどう変わるかを観察する。「子どもの心の強さ」が否定しようとしていた本当の自分の感じ方を、見つけられるようになってきます。

「7～3バランス」のよさは、どの自分も否定しない、というところにもあります。「10」の「やめる」を選ぼうとすると、「0」のやめられない自分を全否定することになります。しかし、7～3バランスで眺めると、今の自分は理由があってこれを選んでいる、ということを実感できるから、自分にダメ出しをしなくてすみます。これは第2の自信のケアです。

また、「やれている」とその都度実感することで、第1の「できる」自信を蓄えることもできます。常に、自分を認めながら行動できるから、ムダに傷ついたり、消耗することもありません。自己否定を伴うやり方は必ずリバウンドする、とお伝えしましたね。この、リバウンドがないから、現実的に「やめる・やめない」のプロセスを着実に進めていくことができるのです。

（図12）7〜3バランス目標設定法

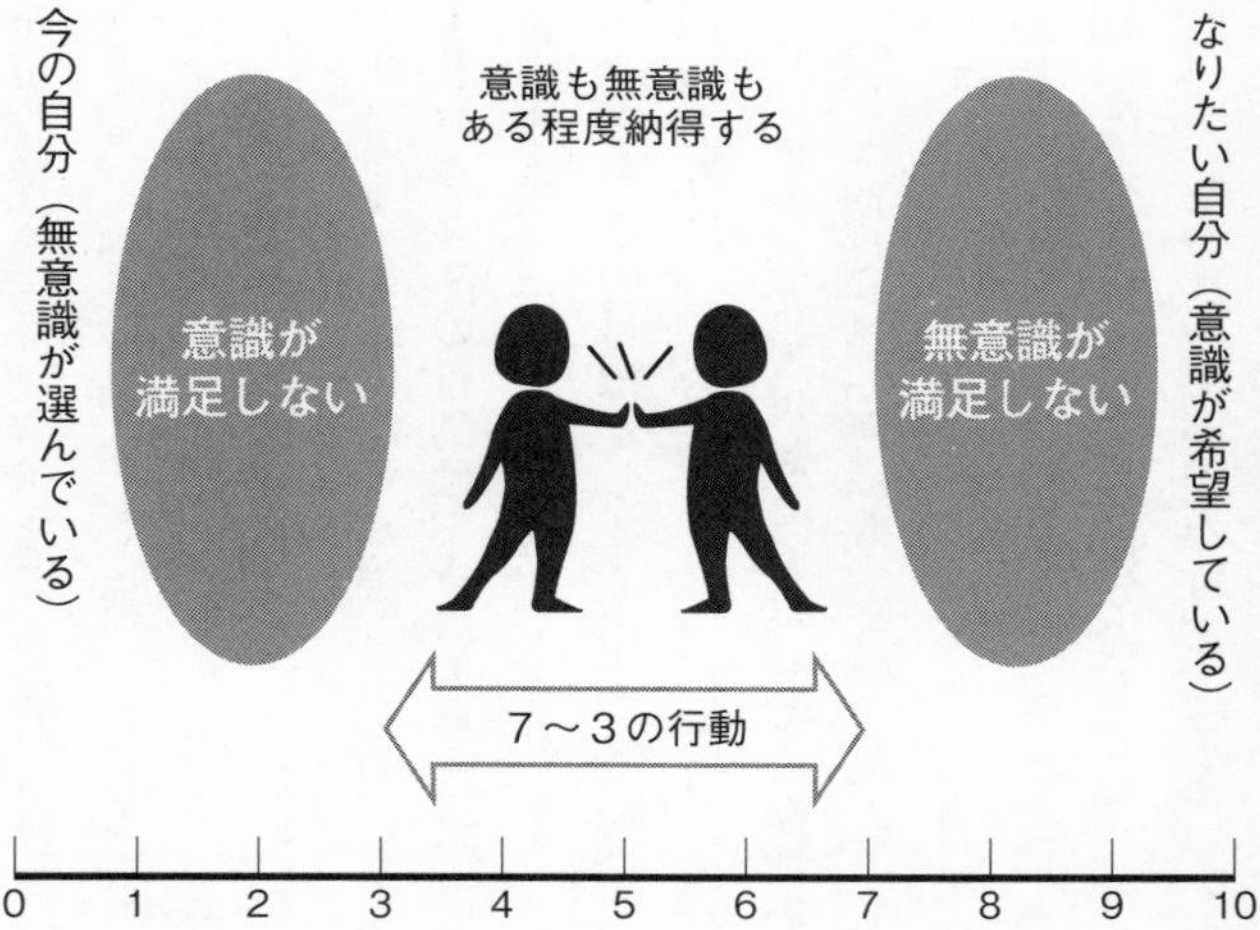
今の自分（無意識が選んでいる）
意識も無意識も
ある程度納得する
なりたい自分（意識が希望している）
意識が
満足しない
無意識が
満足しない
7〜3の行動
0
1
2
3
4
5
6
7
8
9
10

弱気な自分と強気な自分、どちらも満足できる目標を決める

「やめる・やめない問題」のように自分を変えたいと思うとき、ちょうどいい目標をどこに設定するのか、その考え方のヒントとして、「7〜3バランスの目標設定法」というものがあります。

図12のように、迷うときには、「意識」は「変わりたい」。しかし、「無意識」の自分は、変化したら先に何があるかわからない、と現状にとどまることを選んでいることが多いのです。変わらないのは、意識が満足せず、変わることは無意識が望まない、というふうに「意識」と「無意識」が

真っ向から対立している状態にあるから苦しいのです。

意識とは、「理性、理屈」と言い換えることもできます。どう考えてもこっちが正しい、と主張するのが理性。しかし、無意識、言い換えるならあなたの本能や感情は、エネルギーや自信、不安を常に敏感に察知していますから、理性がいかに「こうしたほうがいいから」と説得しようとしても、その意見を受け入れたがりません。

7〜3バランスの行動は、意識も無意識もどちらも「完全に」ではないけれど、「ある程度」納得する、ほどよい着地点となります。そこでこの7〜3バランスの行動を「変わろう」とするときの目標として活用するのです。

図13のように、「上司に言い返せる自分になりたい」と思ったときに、「上司を言い負かす」「10」のレベルでは無意識は「そんな怖いことできない」と思うし、「何も言わず黙る」「0」のレベルだと、「何にもできていない」と意識が怒ります。

そこで、7〜3バランスのレベル内で目標を決めてみます。

「わかりました。でも、次からはもう少し早めに言ってくださいね」と、ちょっと言い返すレベル。これなら、弱気な自分にもできそうな気がする目標となります。無意識は「ちょっと言い返しちゃって不安だけど、まあいいか」、意識は「何も行動していないわけじゃな

（図13）「上司に言い返せる自分になりたい」ときの7〜3バランス目標設定法

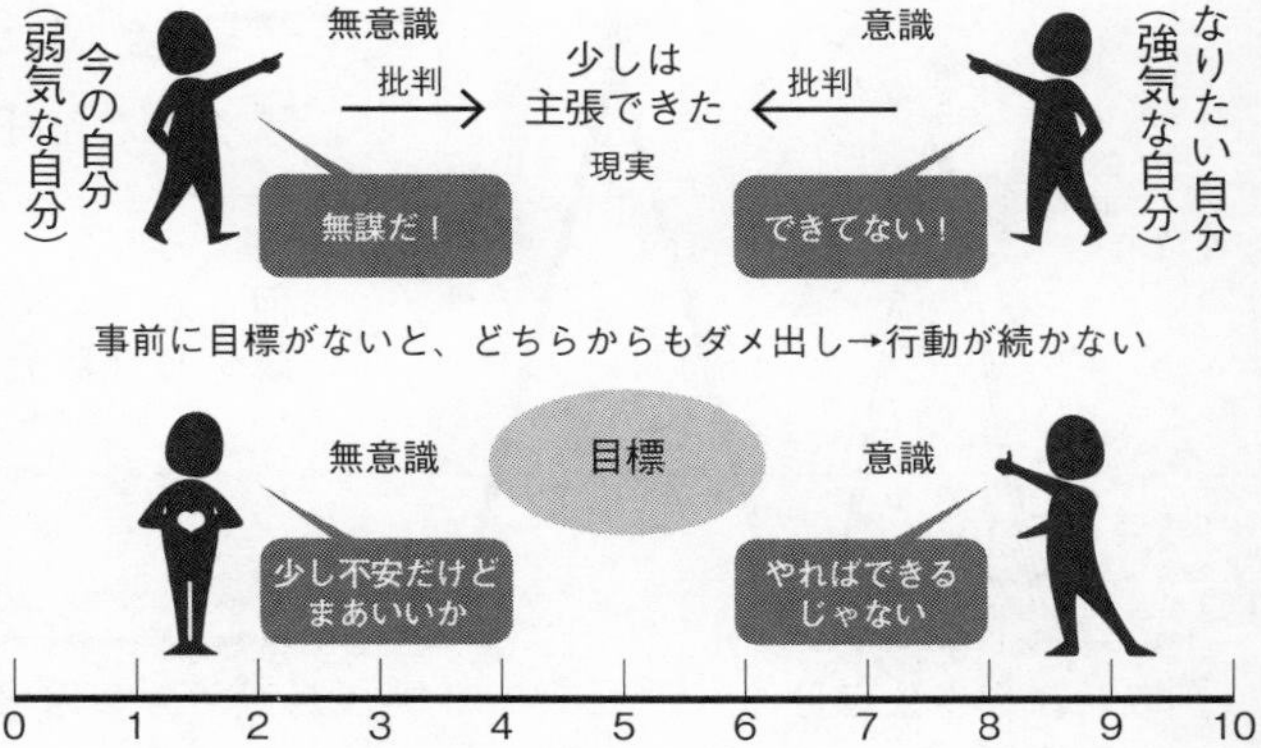
今の自分
（弱気な自分）
無意識
批判
少しは
主張できた
現実
批判
意識
なりたい自分
（強気な自分）
無謀だ！
できてない！
事前に目標がないと、どちらからもダメ出し→行動が続かない
無意識
目標
意識
少し不安だけど
まあいいか
やればできる
じゃない
0
1
2
3
4
5
6
7
8
9
10

7〜3バランス内の目標を決めておくと、総合的にプラスの評価ができ、行動が次につながる

い。少しは行動できたよね」というふうに、両者がある程度満足し、自分にダメ出しをしなくなる。目標を意識できていないと、同じ「ちょっと言い返した」という結果でも、意識からは「全然足りない」、無意識からも「後味が悪いし不安……」とマイナス評価ばかりになります。こうなると次の行動にはつながりにくい。「変わる」は行動の繰り返しの中でしぶとく、じわじわと進めていかなければならない作業なのです。

「自分にダメ出し」してはいけない

「やめる・やめない問題」で立ち止まり、すくんでしまっていた状態から、少しずつ行動するようになると、感情が揺さぶられ

（図14）「感情的な自分をやめたい」の場合

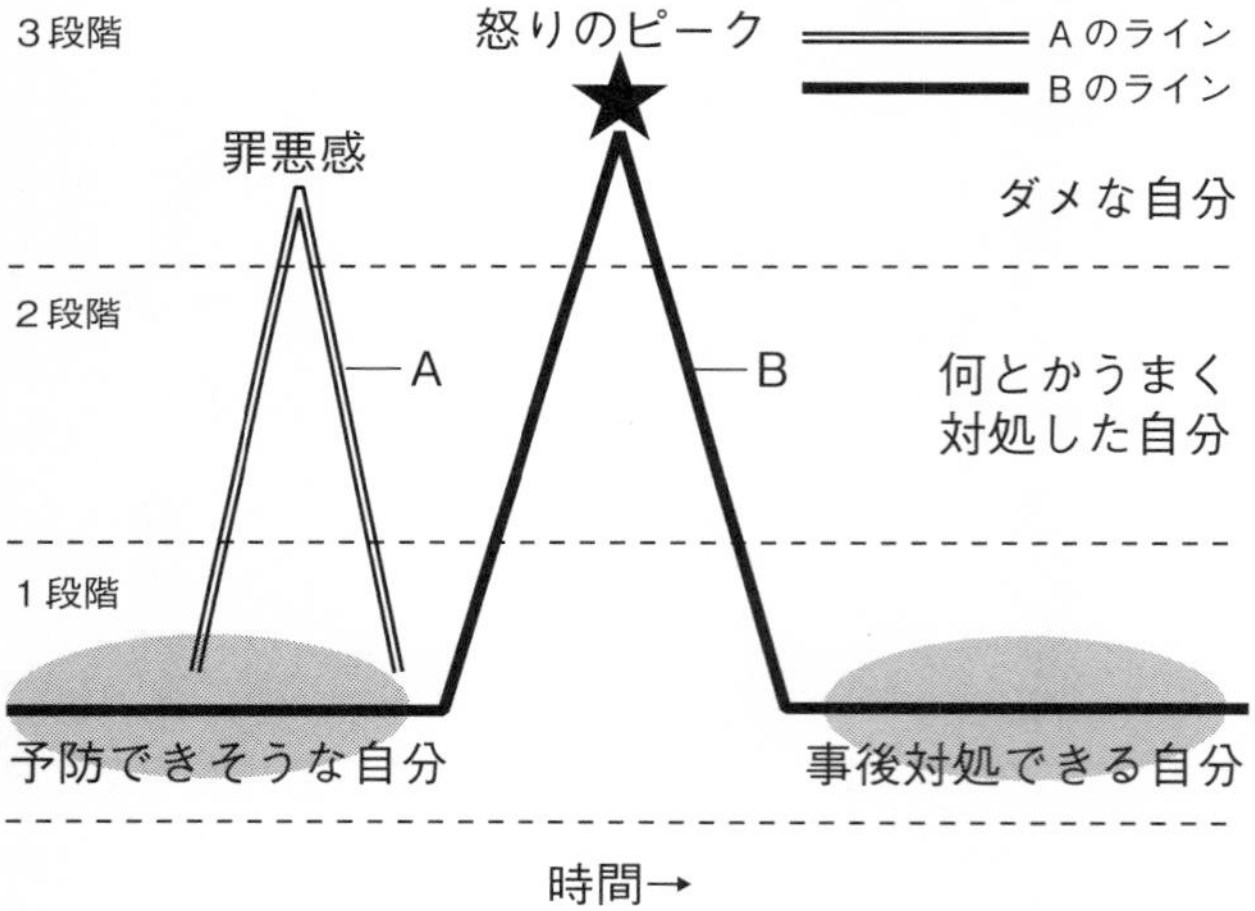
3段階
怒りのピーク
Aのライン
Bのライン
罪悪感
ダメな自分
2段階
A
B
何とかうまく
対処した自分
1段階
予防できそうな自分
事後対処できる自分
時間→

ることがあります。そこで自分はどう感じたのか「しっかり感じる」ことが大切なのですが、実はそのやり方もうまくやらないと、「ダメ出しモード」に陥りやすいので、「自分観察のための視点」もお伝えしておきましょう。例えば、カッとする出来事があったとします。

68ページで、疲労には3段階があるとお伝えしました。疲労と同じように、感情にも3段階があります。その性質は、疲労の3段階と同じです。疲労は疲れが深くなるイメージなので下方に、感情は強まると高揚するイメージなので上方に3段階を並べています。

1段階は通常レベル。2段階は、感情への感受性も2倍、3段階では3倍になります。3段階になると、理性的な行動はできず、感情に大きく揺さぶられる。だから、1段階、あるいは2段階にレベルが下がってから、答え合わせや後始末をする必要があります。

ところが、人は感情的な出来事があると、必ず、3段階のピークの出来事だけを何度も繰り返し思い出すクセがあります。

図14を見ながら、事例を紹介しましょう。あるクライアントの事例、「母親とケンカしたことを悩んでいる」ケースです。

クライアントは、母親と怒鳴り合いのケンカをしました。「暴言を吐き、暴力で返されて、その勢いで母親を『お母さんは何で私を産んだの？』と責めてしまった」と後悔していま す。

クライアントは、図14の★マークの、怒りの最もピークだった3段階の出来事を繰り返し反芻《はんすう》し、あのときどうすればよかったんだろうと悩んでいました。

私は、「そもそも3段階にいるときは、誰でも理性的な対処なんてできない。何もできないことに対して悩むのは不毛だし、『できない自分』のことばかり考えるのは悪循環を招くだけ。それより、行動を変えられる可能性のある1段階、つまり出来事の前と後について、この出来事を振り返ってみましょう」と提案しました。

出来事の前を振り返ると、そもそも彼女は、前日に遠方の、しかも難しい営業先を2件回り、疲れ果てていた。そのストレスから、夜中にアイスクリームやあんパンをむちゃ食いしてしまった。ダイエットをしているのに、ストレスを感じると甘いものを食べてしまうことに彼女は常々悩んでいました。翌朝、食べすぎたことに罪悪感を覚えて落ち込んでいた。彼女が母親に爆発した出来事の前に、すでに1つ、ショックな出来事があったのです（Aのラインの山）。

引き続き、そのあとに何があったかを聞いていきます。

罪悪感でイライラしていて、彼女は朝、母親に八つ当たりしました。それに対し母親が「あなたの何でも人のせいにする態度は昔から変わってない。そんな子どもに育てた覚えはない」と怒鳴った。彼女が言い返すと母親が席を立った。「逃げるの？」と彼女が詰め寄ったところ、母に押されて倒れてテーブルの角に肩をぶつけた、その腹いせで「何で私を産んだの！」と言い放ってしまった。

私は「なるほど、お母さんは席を立とうとしたんだね。怒りの感情の場合、相手から距離を取るというのは、ストレス対処の第一原則。正しいこと。でも、もう2段階になってカッとしているので、あなたはそれを「逃げだ」と受け取った。3段階になれば、もう何を言っても売り言葉に買い言葉。そこでは意識的に何かで止めることは難しいんですよ」と伝えました。

では、できそうなことは何だったのでしょう。

まず、前日、疲れてしまい、食べすぎたことで罪悪感があった。もちろん疲れすぎない、食べすぎないことも大切だけど、ストレス状態で食べすぎてしまうという行動は、これも3段階の本能的なものなので意外と防ぐのは難しい。では、食べすぎたあとの罪悪感をゆるめる方法はないか聞いてみると、「YouTubeを観ていると気持ちがまぎれることがあります」。なるほど、じゃあ次からは、それをやってみよう、ということになりました。

さらに、起こってしまった現実のトラブルの後遺症を大きくしないためにできることは「事後対処」をすることです。何ができるかな、と問いかけました。

少し考えてから、クライアントは「母親に謝る」と言いました。母親から言われた言葉に傷ついたけれど、それればかり考えても意味がない。確かに自分も悪かった。「昨日は疲れていて、食べすぎて、自分を責めていた。本当は甘えて、大丈夫だよと言ってほしかったのにイライラして八つ当たりをしてごめんなさい、と言おうと思います」とクライアントは言いました。

一番ダメなのは、「ダメな自分」だと自分を責め続けることなのです。感情的になった出来事があったとしても、そのピークのことばかり考えないで、その前後にできそうなことはあったかを振り返り、あとからできることがあるなら実際に対処する。「やらかしてしまったけど、対処できた自分」を自分で認めていくことで、自信を回復していくことができます。

出来事の前後、という時間軸も大切ですが、もっと大切なのは縦の軸である、感情のレベルです。3段階のときには、感情の勢いが強大ですから、対処は不可能。感情が1段階になり、感情の勢いが弱まったときに、コントロールできることだけにエネルギーを集中する。勝負すべきところを見極めて戦うのが「消耗しない、賢い戦い方」です。

苦しいときこそ「ゴールデンファイル」を見つけるチャンス

「やめる・やめない問題」は苦しい課題です。

（図15）ゴールデンファイルと物語の例

「子どもを愛せない」	「言うべきなのに、言えない…」	「家族とうまくやれない」
ゴールデンファイル	**ゴールデンファイル**	**ゴールデンファイル**
いつでも完璧な女性であるべき 弱い者いじめは大嫌い 一人でやり抜きたい	男は勇気があるべき ケンカはしたくない 論理的でないことが嫌	年長者はうやまうべき 成長には厳しい指導が必要 ものは大切にするべき
古い物語	**古い物語**	**古い物語**
いつでも完璧な母であるべき	不正は正すべき	自分が家族を正さなければ
↓	↓	↓
新たな物語	**新たな物語**	**新たな物語**
イライラしながら接するより、夫や周囲の力を借りたほうが、子どものため	人それぞれの理由がある 主張しても人は動かない。動かすことを考えれば、「負けて勝つ」	一人暮らしの楽しみもある

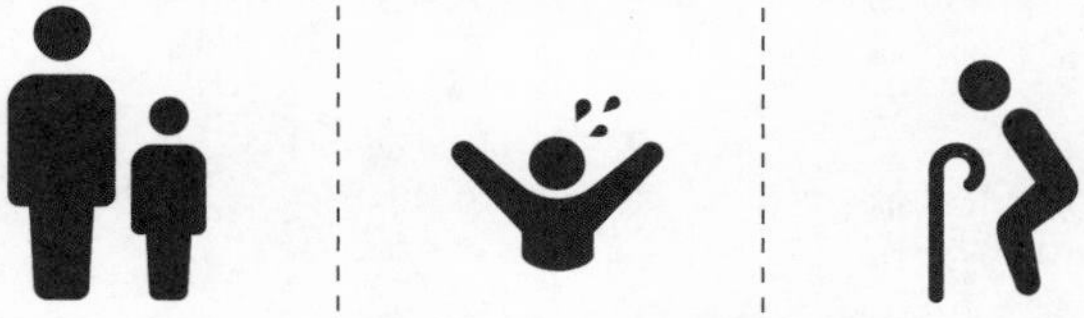

しかし、135ページのクライアントの事例を思い出してください。彼は「やめたい」と思って試行錯誤したからこそ、自分にとって何が大切かを見つけることができました。

その人の物語の中で、思考や行動の重要な基準となっている価値観のことを、私は「ゴールデンファイル」と呼んでいます。自分にとって大切な記憶をファイルしてあるものです。ファイルにしまってあり、その人にとってあまりに「当然」のことなので、自分でも何が入っているのか気がついていないこともありますが、確実にその人の行動を支配しています。何かに悩んでいるときは、あなたが意識できないゴールデンファイルが葛藤の大きな要因になっていることが多く、それが理解できると新たな物語作りが進みやすくなります（図15）。

実は、やめることに悩んでいるときには、ゴールデンファイル探しの種がゴロゴロ転がっています。ある会社でマネジメント職になった人が「現場に戻りたい」と言ったら、隣の部署の人に「3年は続けないとこの会社ではダメ人間の烙印《らくいん》を押されるよ」と言われたそうです。まさにこんなときこそ、ゴールデンファイル探しのチャンスです。

自分がふとつぶやいた「現場に戻りたい」気持ちを掘り下げてみる。仕事をしていて、何に自分は喜びを感じるのか、これまではどうだったか、人からどう言われたときにうれしかったか、悔しかったか。それらの要素を総動員して考えてみるのです。

その結果、「ダメ人間の烙印を押されようが、収入が減ろうが、自分は現場でのやりがいを選びたい」という、その人にとってのゴールデンファイルがあぶり出されてくるのです。

一方、「3年は続けなければ一人前になれない」という他人に言われた一言で動揺したという事実にも、ゴールデンファイルの一部が隠れているかもしれません。なぜ動揺したのか、自分の心の奥に問いかけて、「これだ」とわかれば、自分が悩んでいる葛藤の本質が見えてくることがあります。このプロセスを通じて、自分の根底にあるゴールデンファイルを明らかにし、それらを統一し、バランスを取る物語を見いだすことができたとき、私たちは納得した一歩を踏み出せるのです。

ゴールデンファイルは「高尚なもの」とは限らない

ここでお伝えしておきたいのは、ゴールデンファイルは、「人の役に立ちたい」「現場で活躍したい」というような、人に誇れる、高尚なものばかりとは限らないということ。

あなたの周囲を見回してみてください。お金がなくてもあっけらかんと幸せに生きられるような人と、お給料が1万円下がっただけで絶望する人もいます。競争して勝つことが好きな人、人に威張ることがとにかく好きな人、競争なんてまっぴらごめんだという人も。何が自分の幸せか、というゴールデンファイルは、本当に人それぞれで、まったく違う。それは、その人を活かす根幹の欲求であるため、なかなか容易には変わらないものだと私は思っています。例えば、こんな欲求がゴールデンファイルである人もいるでしょう。

・認められたい、褒められたい
・好きな食べ物やセックスで快楽を得たい、異性にモテたい
・お金を貯めたい、地位を守りたい
・権力を得て人の上に立ち、コントロールしたい
・人のサポーターとなることで手腕を認められたい
・ものやアイデアを生み出したい
・困っている人を助けたい

・目立つことを避け、安全に過ごしたい

なかには、「こんな欲求、人には言えない」というものもあるかもしれません。しかし、「原始人モード」に当てはめると、どれも生き抜くための大切な意味を持っていることに気づきます。人はそれぞれ、自らが認められ、生存欲求や種の保存を果たすことを「快」と感じるようにプログラムされているのです。

よく芸能界のスキャンダルが報道されますが、繰り返し不貞を働いてしまうような人は、それがその人の本質的な欲望である「セックスで快楽を得たい」とリンクしているとしか言えない場合もあるのかもしれないと私は感じています。自分はとにかく異性とつきあいたくてたまらない、その欲求はコントロールできないのだ、と気づけば、その「変えられないこと」を受け入れながら、では、どう生きていくのかを考えるしかないのかもしれません。カウンセリングで、私は決して「あなたのその欲望がいけないのです。その欲求を捨てなさい、あなたの本質を変えなさい」とは言いません。どうすればその欲望をある程度満たしながら、バランスよく生きていけるのか、その方法を探していくのです。

問題なのは、そのゴールデンファイルを本人が意識できていないことが圧倒的に多いこと。

自分は常識的で理性的な人間です、という仮面をかぶっているうちに、その仮面が自分の顔だと思い始めると、葛藤が大きくなります。

周囲は「そんな欲求、自分でコントロールしなさい。我慢しなさい。克服しなさい」と言うけれど、変われない自分がいる。その欲求を受け入れ、欲求をある程度満たしながら自分なりの人生を生きていこう、と決めることが、「新たな物語作り」なのです。

ゴールデンファイルで自分の本質に気づけた

私についてお話しすると、自分のゴールデンファイルは以下のものだと思っています。

・嫌われたくない
・運動したい
・発信したい

いずれも、人生の岐路に立ち悩む経験と、それによる気持ちの観察から、あぶり出されたものです。

「嫌われたくない」――防衛大学校を卒業するときに、自衛官になるか、民間企業に就職するかという道がありました。私は、商売をする、ということには、誰かに少し嘘をついて儲けを増やす、といった側面があるように感じました。また、お客さんからクレームを言われることや、人に合わせるということが苦手だとも思った。人に嫌われてでも前に出る、利益を上げるといったことができそうにないと思ったので、自衛官の道を選びました。

「運動したい」――子どものころから、暇さえあれば体を動かしたい、反対に、体を動かしていないと不安になる傾向がありました。また、スポーツの「ちょっとずつ成長を感じられて自信をつけられる」というところも好きなのです。今も少しでも暇ができるとテニスラケットを振っています。体を動かすと元気になります。

「発信したい」――高校のときに演劇部で脚本を書いたり役者となり芝居をしていたりしました。均一性が重視されるような組織とは異なり、演劇の世界では、人と違うことを発信できる。それによる快感もあります。だから私は自衛官でありながら「本を書きたい」と思い、実行しました。ただ、本を書くということは目立つ行為でもあり、私の1つめのゴールデンファイルである「嫌われたくない」が刺激されることでもあります。批判を受けるリスクもある。それでも本を書きたいのは「発信したい」という心が強いのでしょう。

このように、行動してみて、観察して、自分の本質を知るという作業をしてきました。もちろん、これはあくまでも今の「ゴールデンファイル」で、少し先にはまた変わるかもしれません。しかし、60年生きてきて、これは継続的にあまり変わらない軸だったなと思うのが正直なところです。ゴールデンファイルを知っておくと、迷ったときの指標になります。自分はこれが苦手だから、あるいは得意だから大丈夫、と前に進む原動力になるのです。

カレーだって、ただ眺めているだけでは味はわかりません。少し行動し、味見をして観察する、後味が悪いなら、それも感じてみる。これが「OODAループ」です。化石のように眠っているゴールデンファイルを、あなたも掘り起こしてみてください。

私たちは、人とはこうあるべきだ、という仮置きの物語を持ちながら生きてきて、子どものころは、その物語通りにやってきたらうまくいったところがありました。しかし、大人になり、世の中も変わる中で、今「やめる・やめない問題」に向き合うあなたには「新たな物語」が必要になっています。新たな物語は一度の挫折で見つかるものではなく、繰り返し、いろいろな経験をすることで磨いていくもの。実際に行動して感じる、あなたにしか見つけられない物語です。

価値観の多様性を知るための「人の心の15の特徴」

ここまでお話ししたように、人のゴールデンファイルには、格好悪かったり、邪悪だったりするものが往々にしてあります。しかし、「人はいろいろで、聖人君子なんていない。不器用な生き物なのだ」ということが真実です。この真実を理解する手がかりとして、「人の心の15の特徴」というものを作りました。この章でお話ししてきた「あなたの物語作り」を思い返しながら読んでみてください。

【人の心の15の特徴】

●人は一貫しないもの

心には、さまざまな感情が同時に湧き上がる。善意も、悪意も、当たり前に同居する。嘘もつく。裏切ることだってある。感情は時と場合、他者の影響などでコロコロ変わる。特にエネルギー、感情、自信、記憶、個人のストレス対処法の影響を受ける。動くと感じ方が変わる。

●感情や欲求はなくせない

感情や欲求は、人間の基本的な機能として備わっている。複数の感情や欲求が対立（葛藤）するのが通常。一時的に抑える（我慢する）ことはできても、ゼロにはできない。なかったことにしたり、ケアをしないでいると、ずっとくすぶり続ける。

●人はエネルギーを使いたくない（怠けたい）もの

エネルギーは、人にとって生命を支える貴重なもの。だから、生死に関わらない、と判断された作業は飽きるようにできていて、続かない。何かをやるからには、相応の「意味」や「意義」が必要。意味を見いだせず、理不尽と感じる我慢には限界がある。

●人は成長したいが、なかなか変わらない、成長しない

成長したいというのは基本的欲求。でも目標を立てたり、反省したり納得したからといって、人はすぐには変われないし、成長もできない。大人になったら人は「立派」になるのかというと、そうでもない。なぜなら、変わりたくないのも基本的欲求だから。

●でも、人は変われるし、変わりたい

人は、新奇なものを求める。すぐに退屈になり、新しいものを欲しがる。なかなか変化しないときでも、「理屈」よりも「体験」をきっかけにして変わりやすい。体験を繰り返したり、長く経験したり、イメージの力で変わることもある。

●人間関係のトラブルは当たり前に起こる

人にとって、他者は自分を攻撃する可能性がある存在。だから、人を恐れる気持ちは誰もが持っている。人と人が出会えばトラブルが発生する。かと言って、孤独では生きていけない。誰もが他者から大きな影響を受けてしまう。

●人はそれぞれ、正義もそれぞれ

人はそれぞれ大切にするもの、優先順位が異なる。また、うれしかったり、傷ついたり、怒ってしまう「ツボ」や「急所」も人によって違い、自分と同じでもない。特に何を正義

と感じるかは、普遍的なものではなく、人それぞれである。

●自分を基準に他者の内面を決めつけがち（特に日本人）

相手が自分と違う感じ方をするという前提が鍛えられていない。その視点で見るので、つい被害者的視点が多くなりがち。多様性を心の底では認めていない。頭のいい人ほど人間を知らない。

●人は他人をコントロールしたがる

人は人を恐れる。その一方で、人は人がいないと生きていけない。自分の安全とエネルギーの消耗を避けるために、他者を従わせたい。他者を従わせたいために、わがままになったり、人より優位な立場に立ちたくなる。

●人の言動、反応にはそれなりの理由がある

それぞれの人が経験したことや記憶がベースとなって、今の発言やリアクションがある。他人にはバカなこと、愚かな考えと見えても、よく聞くとその人なりの理由（物語）がある。とっさの発言やリアクションの裏にはゴールデンファイルが潜んでいるが、本人もそのことを自覚していないことが多々ある。

●人は物語を見つけ、安心したい

人は、現状を理解し、不安を小さくするために、いろんな解釈をしようとする。その解釈、すなわち物語は、必ずしも客観的でなくても、万人が納得しなくても、その人にとっての安心や意欲につながるものとなる。物語を持てるかどうかで、安心が決まる。

●子どもの心の強さを求めがち（特に日本人）

一人でやる、全部やる、最後までやる、あきらめない系の思い込みが強い。我慢強いが、自分の感性や欲求を押し殺すので、「正解」は自分の中ではなく外（部外や権威や海外）にあると感じている。がんばること、あきらめないこと、勝つことで自信を補強する。

●論理的・客観的でありたい（特に日本人）

感情的なことを恥ずかしいと感じやすい。論理的なこと、客観的なことを重視し、感覚的なこと、スピリチュアルなことを軽視しやすい。その結果、数字に騙されやすい。

●人は自分を責めやすく、自信を持ちにくい（特に日本人）

人は、自分には悪いところがたくさんあり、それを他人に隠している、と感じやすい。特に日本は、ムラ社会で培われた精神風土の影響で、他者を攻撃するのが怖く、主張もしたくない。目立ちたくない。目立つと出る杭は打たれ、攻撃されそうに感じるから。

●人は過去の記憶と将来の不安にとらわれやすい（特に日本人）

人は、将来の危険を予測するため、過去の危険なデータを検索するクセがある。集めた情報によって不安になり、情報によって安心もする。不安が強くなると、優先順位が狂う。不安は集団の影響を受けるため、周囲に不安になりがちな人がいると、その気持ちが伝染する。

COLUMN

うつのときの「やめたい」「消えたい」気持ちの正体

「やめる・やめない問題」がこじれると、いつの間にかそれが人生の深刻な問題に発展し、つらさから逃れて0にしたい、生きることを「やめたい」という思いが出ることがあります。仕事をやめようとするときも、離婚を考えるときも、悩みが長引きエネルギーレベルが低下するにつれ、さまざまな身体的不調とともに、「自信の低下」「自分を責める」「不安感」「負担感」という4つのうつ的な思考の偏りが出てきます（疲労の第2段階）。

この段階では、何とか自信を維持して経済的な不安も減らせるように表面を飾り、仕事にしがみつくことがあります。ただ、無理をしているので、疲労はどんどん加算されていきます。

やがて疲労の3段階レベルに陥ると、疲労の「感じ方」も3倍に増えます。ネガティブな気持ちもすべて3倍モード。さすがに我慢が利かなくなります。すると、これ以上働ける自信が3分の1になり、「仕事をやめたい」と思いはじめます。そして、自責感も3倍になるので、「こんな自分がいたら会社に、家族に迷惑だ」と思うようになる。不安感も3倍になっているので、今、この局面を乗り越えたとしても、自分はダメな人間というレッテルを貼られて、将来も何もよいことはないだろう、トータルで考えると、仕事をやめたほうがどう考えても楽だし正解だ、と思い込むのです。

このように、うつ状態になると、「人生の大きい決心をしたくなる」という特徴があります。離婚したくなるのも、「夫、あるいは妻としての責任を果たせないし、子どもの将来を考えるのもつらい、そもそも自分がここにいるから迷惑をかけるんだ。だから楽になりたい」という思いがふくらむためです。

仕事をやめたい、離婚したい、しかし、現実にはそれも難しい。まさに「やめる・やめない問題」のジレンマです。その葛藤を抱えるのに疲れて、「死んで楽になりたい」と考えるようになることがあるのです。

これらはすべて、うつの症状による思考の偏りが引き起こす考えです。

「死にたい」は、命を大切にしていないとか、心が弱いなどという問題ではなく、今ある強烈な苦しみを、ただ「止めたい」というだけのことが多いのです。止めるためにいろんなことをしてみたが、効果がない、思考の柔軟性も、集中力も、粘りもなくなっているので、死ねばこの苦しみを止めることができる、という短絡的な考えしか思い浮かばなくなるのです。

そのときの「やめる＝死ぬ」は、奥深くの本心ではないのですが、感情が本当にそう思わせています。本人としては心からそう思っているので、いくらこちらが「そう考える必要はない」との理屈を伝えても、クライアントは納得してくれません。

このようなとき、私はまず、人間対人間の信頼関係を築くことからはじめます。

「私はこれまで、あなたのような人をたくさん救ってきたから、あなたを救えると思う。しばらくやってみて、やめてもいい、死んでもいい。でも、いったん私に預からせてくれませんか」。そして「あなたにこれ以上何かをやれとは言いません。これ以上の負担をかけることもしません。ただ、今の苦しさを当面、低下させる対処を考えて提案するので、私に任せてほしい」とこれまで支えてきたクライアントの話をしたりします。理屈や、「正しさ」は受け付けられなくても、「事例」はクライアントの心に入っていきやすいのです。

死にたい、というレベルにまで落ちてはいなくても、何か大きなことを「やめたい」

人には、同じように「今やめても、3カ月後にやめても変わらないなら、だまされたと思って3カ月待ってみて」とお話しして、その間、会社に説明をしたり、疲労への対処をしたりして、3段階から2段階に戻ってもらいます。すると、その人の思考の偏りが取れて「いやぁ、やめなくてよかったです」となることが多いのです。

5章

心をリセットする技術

仕事、パートナー、習慣……悩み別のアドバイス

「やめる」を実践する5つのステップ

「やめる・やめない問題」の難しさに向き合うときの心構えをお伝えしてきました。いよいよ、最終章です。ここでは、あなた自身が今向き合おうとしているテーマに沿って実際に思考を進め、行動するときの具体的手順やヒントをお伝えしていきます。

「やめる」を行動に移していくとき、カウンセリングにおいて、私は図16にある5つのステップをイメージするようアドバイスをしています。

ステップ1 「エネルギーケア」……心の手術に備えて体力を充電する

まずは、何はなくともエネルギーケアです。繰り返しお伝えしてきましたが、やめる行動を進めていく際に、最も重要なのは「エネルギー」を確保することです。

私たちは、生身の人間です。「やめる」という行動の中には、過去の自分を否定する、選択する、変わる、というストレスフルな要素が詰まっているので、どう動こうともエネルギーは消耗されていきます。さあ、動こう、と思ったときには元気なつもりでも、行動の過程で疲労の2段階、さらには3段階になってくることはよくあることで、些細なことに

（図16）「やめる」を実践するための５つのステップ

ステップ１	エネルギーケア
ステップ２	やめる時期、決める時期を決める
ステップ３	新しい物語作り
ステップ４	少し行動、しっかり観察
ステップ５	新たな環境への慣らし期間も意識する

大きく傷ついたり、疲れたりすることも当たり前に起こる、と自覚してください。悲観的なことばかり考えているな、と気づいたら、無理を重ねずに、その都度「エネルギーケア」に立ち返りましょう。

エネルギーが低下すると、自信も低下し、不安も拡大しやすくなります。

あなたが今、やめるかどうかを決めかねているのは、エネルギーが低下しているからかもしれません。

疲労の2、3段階のレベルにある人は、いきなり会社をやめる、起業する、転職するといったことをしがちですが、大きい行動を取るときにはその行動に耐え得るだけのエネルギー充電が不可欠です。「やめる・やめない問題」は心の手術のようなもの。手術の前には、体調をしっかり戻して、手術から回復する体力を蓄えておくことが大切です。疲れをためないこと。いつも以上に睡眠を取りましょう。

ステップ2 「やめる時期、決める時期を決める」……いったん離れることで冷静に

エネルギーケアの次に大切なのが、「やめる時期」を決めること。

自衛隊でも、未確定要素が多く不安になりやすい作戦ほど、「このテーマについてはこの段階になったら決めよう」というふうに、「決めるタイミング」を設定します。不安は、原始人モードで言い換えると「猛獣が来るかもしれない。今のうちに何とかしなければいけない」という感情なので、どうしてもあせって、冷静さを失い、判断ミスを起こしやすい、という危険性があるからです。

やりがちなのが、「すぐ決めなきゃ」と自分を煽ったり、「我慢すればいいんだ」とあまり考えないうちにやめたい欲求を抑え込もうとすること。このような「子どもの心の強さ」の声が大きくなると、ミスリードされやすくなります。「大人の心の強さ」で、「やめるのも、別れるのも、いろんな要素が絡み合うから難しいよ。とりあえず、やめる時期を決め

て、じっくり作戦を立てようよ」とあなた自身に話しかけましょう。

どのような状況になったらやめる、何が明らかになったら行動する、という基準を作れば、やめたい気持ちにもやめたくない気持ちにもきちんと配慮し、行動に移すための心の余裕を確保することができます。

「○カ月後の状況を見て判断しよう」とか、「次のステップに間に合う○カ月後に決めればいい」などと「決める時期を決める」だけでも、本能的なあせりがおさまり、心が落ち着きます。問題から少し距離を取り、頭をクールダウンさせたほうが、次に取り組む「物語作り」にも冷静に取り組むことができます。

決める時期を決めたうえでの「今、すぐには動かない」は、「問題を先送り」にしているわけでなく、きわめて戦略的な行動なのです。

ステップ3　「新しい物語作り」……これができないと後悔しがち

やめるということは、これまで注いできたエネルギーや時間をいったん捨てることでもあります。だから、簡単にはやめられないし、「やめたくない」の背景に隠れているプラス面を無視していると、やめたあとに後悔や挫折感を引きずることにもなります。

「新しい物語作り」をいかに成功させるか。そのためには今あるあなたの物語をしっかりと整理する作業が必要になります。

新しい物語作りのために目指したいポイントは2つあります。

1つめは、「自分が選択し続けていたことの苦しみには意味があった」と思えること。これまでの自分を全否定して新たな可能性に一発逆転をかけるのは、実はバランスを欠いた行為で、リスクが大きいのです。今、無意識のうちに手にしているプラス面をすべて手放す行為でもあります。苦しいと思っているけれど、実はプラス面もあるんだ、そしてこれまでの苦しみもきっと将来に役に立つのだ、と感じられることは、今までの自分を認めることでもあります。

2つめは、「これならきっとうまくやっていける。それを自分で選んだ」と未来に対しても希望的観測が持てること。

できそうもない理想論や本心が納得していない言い聞かせ物語では、どうしても「これでやれる」という希望の光が感じられません。そのため、さまざまな心の声にある程度バランスよく応えていける現実的な考え方を求め続けるのです。また、誰かに強引に決められ押し切られたわけではなく、自分で考えて選んだ、という納得感を感じられることも大切です。

でも、どうすれば、「今までの苦しみに意味があった」「うまくやっていける。自分で選ぶ」という要素を満たした新しい物語を作っていけるのだろう、と思いますよね。

私が「やめる・やめない問題」に悩むクライアントに投げかけている質問例を挙げてみましょう。

日頃、私たちは無意識のうちに「そんなことは考えちゃダメ」「逃げてはダメ」という「言い聞かせ物語」ばかりを心に押しつけがちで、本当の気持ちは眠らせたままであることが多いのです。

眠っている本当の気持ちにポンポンと軽く投げかけるように、次のように問いかけてみてください。頭の中でのやりとりだけでなく、紙に書いてみると、さらに自分の気持ちが表に出やすくなります。一つひとつ答えているうちに、「今、つらいという気持ちよりも、あきらめずに続けなくてはならないという気持ちのほうを優先させていた」ということに気づくかもしれません。

自分の本質にアプローチできる質問はこれ1つ、というような〝魔法の質問〟はありません。最初は、表面的な答えを書いていても、それをさらに深く突っ込むような問いを繰り返していくと、不意に意外な答えが出てくることがあります。奥に眠る自分を掘り起こそうとしてがむしゃらに問うのではなく、一人時間を作って、おいしいお茶でも飲みながら、のんびりと自分に話しかけてみましょう。

◎新しい物語作りのための質問例

□どうしてやめたいの？
□何が一番嫌？　つらい？　許せない？
□昔から、そこが気になっていた？
□気になるきっかけになった出来事があった？
□どうだったら許せる？
□どうしてやめられないと思う？
□あなたが一番大切にしたいものは何？
□いつから、やめたいと思うようになったの？　何がきっかけ？
□やめたい、やめられない気持ちの中で、一番気になる点は？　どうしてその部分が気になる？
□どうなったら、今の状態を続けていけると思う？
□やめたときの、最悪の結果があるとしたら何？　そうなったらどうする？
□尊敬する○○さんならどう対応すると思う？
□あなたの状況を知っている人に、相談してみた？　どう言われた？
□同じような悩みを持つ人がいる？　その人はどうした？　どうなった？

ステップ4　「少し行動、しっかり観察」……変わりゆく状況にも対応

とりあえず、この物語で進んでみよう、というアウトラインがつかめたら、行動を始めます。心の準備と現実の準備を、同時並行して進めていくのがポイントです。

このとき役立つのが、「7〜3バランス」（143ページ）と、「OODAループ」（48ページ）です。「7〜3バランス」とは、「やめる」か「やめない」かといった0か10ではなくて、7〜3の間の、ゆるやかな変化をイメージし、行動目標や気持ちの定め方の案を出すことです。案が出たら、「OODAループ」で、少しだけ行動。行動するたびに、自分はどう感じたか、周囲はどう反応したかをしっかり観察しましょう。

すごく怖い、やったらおしまいだ、と思っていたことが、やってみるとそうでもなかった。ここまではいいけど、ここは自分には苦しかった。このように「感じたこと」を材料に、「じゃあ、次はこうしてみよう」と微調整し、行動します。いきなり急ハンドルを切ると体は拒否反応を示してブレーキをかけます。少しの行動、というバランスが重要です。

少し動いて、情報を得て、修正するのがOODAループです。自分の願いを叶えるなんて絶対無理、と悲観していたのに、試しに少し動いてみたら、意外と周囲が受け入れてくれた、という経験を何度か繰り返すことで、いつしか「あれ？　やめなくても何とかいけそうだ」という結論になることもあります。

また、行動しているうちに状況が変わることもあります。

「パワハラ上司が異動する」とか、「別れたくてたまらなかった夫が病気になる」といった環境変化によって、あなたの気持ちが変わるかもしれません。「やめる」行為だけにこだわって、気持ちの観察を忘れていると、「やめる理由がなくなったのに、やめることにこだわる」というナンセンスなことになりがち。「やめる」という目標に向かって一心不乱に進もうとすると、アドレナリンが分泌され、周囲の状況が見えなくなります。その目標ばかりにフォーカスしないで、ときどき、「そもそも、何でやめたいんだっけ」と立ち返る柔軟性も持っておけるといいですね。

目標は、あくまでも、あなたが毎日を幸せに、穏やかに過ごすこと、なのです。

ステップ5 「新たな環境への慣らし期間も意識する」……がっくりきても、あわてない

転職して周囲の環境に恵まれた、離婚して身も心も軽くなった、あるいは納得してとどまる決断をした、などと満足していても、しばらくしてから心身の疲労が表面化したり、気分がガクッと落ち込むことがあります。

やめるという行為は多大なエネルギーの消費を伴います。やめるときの悩み、現実的な手続きの苦労だけでなく、やめたあと、新しい環境に慣れるためにかなりのエネルギーを使ってしまいます。

ガクッときたのは単にエネルギーが低下して、2段階、3段階になったためなのに、「こんなに落ち込むなんて、やっぱり私の選択は間違っていたんだろうか」と深く悩んでしまうこともあります。

やめる問題に対応したあと、数カ月から半年ほどは、このように疲れやすい時期があることを知っておきましょう。「大きい変化をくぐり抜けてきたから、疲れてるんだな」と受

け止め、それ以上あまり深く考えずに、淡々と疲労への対処をします。よく眠る、おいしいものを食べる、友人にねぎらってもらうなど、原始人のあなたが喜ぶようなことをするのが効果的です。

周囲の人に手助けしてもらうのも効果的

このように、やめるプロセスには、1〜5のステップがあります。

このステップは、恐らく多くの人がこれまできちんと経験をしたことがないチャレンジです。自分はこうしてみようと思っている、と話せる「冒険のおとも」を見つけられると、心強いものです。

人間は感情の生き物ですから、「がんばる！」と決意していても、抵抗勢力にあったり、計画通りに物事が進まないと、心が折れそうになります。特に、エネルギーが大幅に低下している疲労の3段階のときには、どんどん悲観的になっていきます。「こんな選択をしたら、自分は生きていけない」というところまでいってしまう。エネルギーケアが重要なのは当然として、こういうときにも友人の存在がある人は強いのです。

「一人は弱い」というのは、人を支える3つの自信の中に、人から愛される、認められる

「第3の自信」があることからも明らか。第3の自信を補強する友だちをぜひ確保しましょう。現実の友だちがすぐには思い浮かばなかったら、ネットに求めてもいい。名前も素性も知らない人でも、誰かから励ましをもらうことで、勇気をもらうことができます。

では、どんな友だちがよいか。同じような経験をしている人でも、していない人でもいい。要するに、コンピュータが2つに増えればいいのです。狭まりがちな思考が広がり、状況を客観的に見ることができます。184ページの、「新しい物語作りのための質問例」を友だちに投げかけてもらい、ディスカッションしてもいいでしょう。

ただし、「同じような経験をした人」に相談することは、マイナスになる部分もあることを知っておいてください。経験者は、自分も同じ苦しみを経験しているから、相手の助けになりたいと強く願うもの。すると、どうしても、自分がやってうまくいった方法を「こうすればうまくいく」と押しつける傾向にあります。しかし、人の感覚や置かれた環境、条件はさまざまです。一般に、カウンセラーがよいと言われるのは、距離を取った第三者であるがゆえに、こだわりなしに客観的に状況を見ることができるところにあります。

また、「ただのお友だち」に相談すると、表面的なプラス面・マイナス面しか見えていないために、あなたの本質にまで配慮しない答えが返される可能性も高い。「今、不況だから転職は無理じゃない？」「離婚って、悲惨だってね。先のことを考えていないのなら、やめておけば？」。このような答えしか返ってこないようなら、ほかの友人に話を聞いてもらうことも考えてみてください。

大切なのは、あなたの感性、あなたの物語。友だちの体験談を聞いているときにも、常に、「それは、あなただからできた我慢、あなただからこだわったこと」という視点で受け止めることを忘れないようにしましょう。そして、自分ならどうかな、自分はそれは許せないし、そこにはさほどこだわらないかな、と、あなた自身の「ゴールデンファイル」（159ページ）と照らし合わせて「観察」してみるといいでしょう。そこで集めた情報は、行動するときのヒントに役立てることができます。

次からは、仕事や離婚など、悩むテーマごとに、あなたの本心を探るための質問、「7～3バランス」を使った行動の選択肢を挙げていきます。

〈ケース1〉仕事をやめたい

しっかり休むことで、不安や対人恐怖が和らぐ

不況の中、人員的にも余裕のない職場環境が多いでしょう。そんな中でやめる決断をするのは、相当に、エネルギーの拠出を伴う行動です。

特に今、仕事で大きい負担を抱えていて、それがいつまで続くかわからない、というときには、不安のあまり「やめたい気持ち」に傾きすぎて、勢いで決断してしまうことがあります。

また、新たな転職先の「可能性」や「待遇」にだけ目が向き、あなたの隠れた気持ちが置き去りにされると、やめたあとに後悔が大きくなるかもしれません。

そういうときは、退職を念頭に置きつつも、退職という大仕事のためのエネルギー回復に努めましょう。もしすでに過労で、うつ状態にあり、「同僚はできているのに、自分だけができていない」と自責感が強まっていたり、眠れない日々が続いている、死にたい気持ちが出ている、というときは、まず受診して医療の力を借りながら、できれば集中して休

むことが必要です。うつの偏った思考では、冷静な判断ができません。まずは、しっかり頭が働くようにすることが先決です。

もちろん、今の職場のストレスの強度にもよりますが、現状の苦しさだけだけでやめてしまうと、その場の苦しみは一気に低下するかもしれませんが、あとにトラブルを持ち越しがちです。あわててやめた人は、あせっているのでその後すぐに新しい職場に移り、そこで認められようと必死になります。ところが、先の職場ですでにエネルギーが低下した状態にあるので、転職後数カ月は持っても、その後、またうつ状態が悪化し、「やっぱり、ここも同じだ。やめなければよかった」と思う人が多いのです。人はやめるときより、やめたあとのことを重視して考えるべきなのです。

退職のプロセスは、できれば信頼できる誰かと相談しながら進めたいものですが、エネルギーが低下していると、対人恐怖が強くなっています。「弱っていることがバレたらクビになるかもしれない」と思うから、職場の人には相談もしにくい。2段階レベルであれば、友人、家族など、安心して話せる人に相談してみること。一人で戦おうとせずに人を頼りましょう。悩みのレベルが深くなってきたら、秘密を守ってくれるカウンセラーや、メンタルヘルスについて相談できる産業医などプロの手を活用するのが安全です。

「決める時期」を決める

エネルギーが少し回復してきたら、結論を出す前に、まず、「やめる時期」や「決める時期」を決めることも賢いやり方です。例えば、今はリモートワークが中心になっているけれど、また前のような生活に戻ったら耐えられないかも、と思うなら、「出勤が通常に戻ったとき」に再び考えることにして、今はいったん保留にする。次の人事異動を待ってからあらためて考える、という手もあります。

「やめる・やめない問題」に本格的に向き合うためにも、今の自分の心の中を整理しておきたいのですが、心は、行動に移すことによって感じやすくなるという性質があります。

そこで実践したいのが、「7～3バランス」での行動と観察です。今、どうしてもがんばらなければいけない課題がある、というとき。3段階にまで疲労しているなら、お休みを取ってエネルギー回復に努めることが最善でしょう。ただ、2段階ぐらいなら、あえてそのままがんばってみることを私は勧めることもあります。なぜなら、つらいからこそ自分の本音が浮かび上がってきやすいからです。

あなたにとってそれが大切な課題なら、しばらくはがんばってみる。ただ、疲労するから、必ず苦しみも葛藤も大きくなる。仕事をやりながらも、自分のことを絶えず観察しておくこと。傷がビビッドだからこそ、よくわかる痛みもあります。自分は「やめる」という作戦に向かって今、実験をしているんだ、という感覚で過ごしてみましょう。その中で、次のような質問を自分に問いかけてみます。そして、あらかじめ決めておいた「やめる時期」「決める時期」がやってきたら、観察の結果どうだったかを振り返りながら、しっかり考えてみましょう。

◎新しい物語作りのための質問例

□お給料が上がらないのが引っかかる？　じゃあ、どれくらいだったらいい？
□ほかの人は、あなたよりもらっているの？
□自分はどれくらいの給料をもらうべきだと感じている？
□職場で嫌な人がいる？
□その人から何を言われると一番腹が立つ？
□職場の空気感が嫌い？
□仕事の内容がつらい？

□職場で最近、嫌なことがあった？
□そのとき、どう感じた？
□自分は正当に評価されていないと思う？
□本当は、どう評価してほしい？　どこを見てほしい？
□自分は同僚より仕事ができていないと思う？
□仕事をしていて、うれしいと思うのはどんなとき？
□今の職場環境や待遇がどう変われば、やめないと思う？
□休日はしっかり休めている？
□何の制約もなければ、どんな仕事がしてみたい？

次ページに「仕事をやめたい」ときの「7〜3バランス」の一例を挙げておきます。これはあくまでも一例。ある行動をほかの人が7と感じても、あなたが4と感じれば4なのです。あなたなりの7〜3バランスの行動を考えて、リスト化してみてください。

（図17）「仕事をやめたい」ときの7〜3バランス（例）

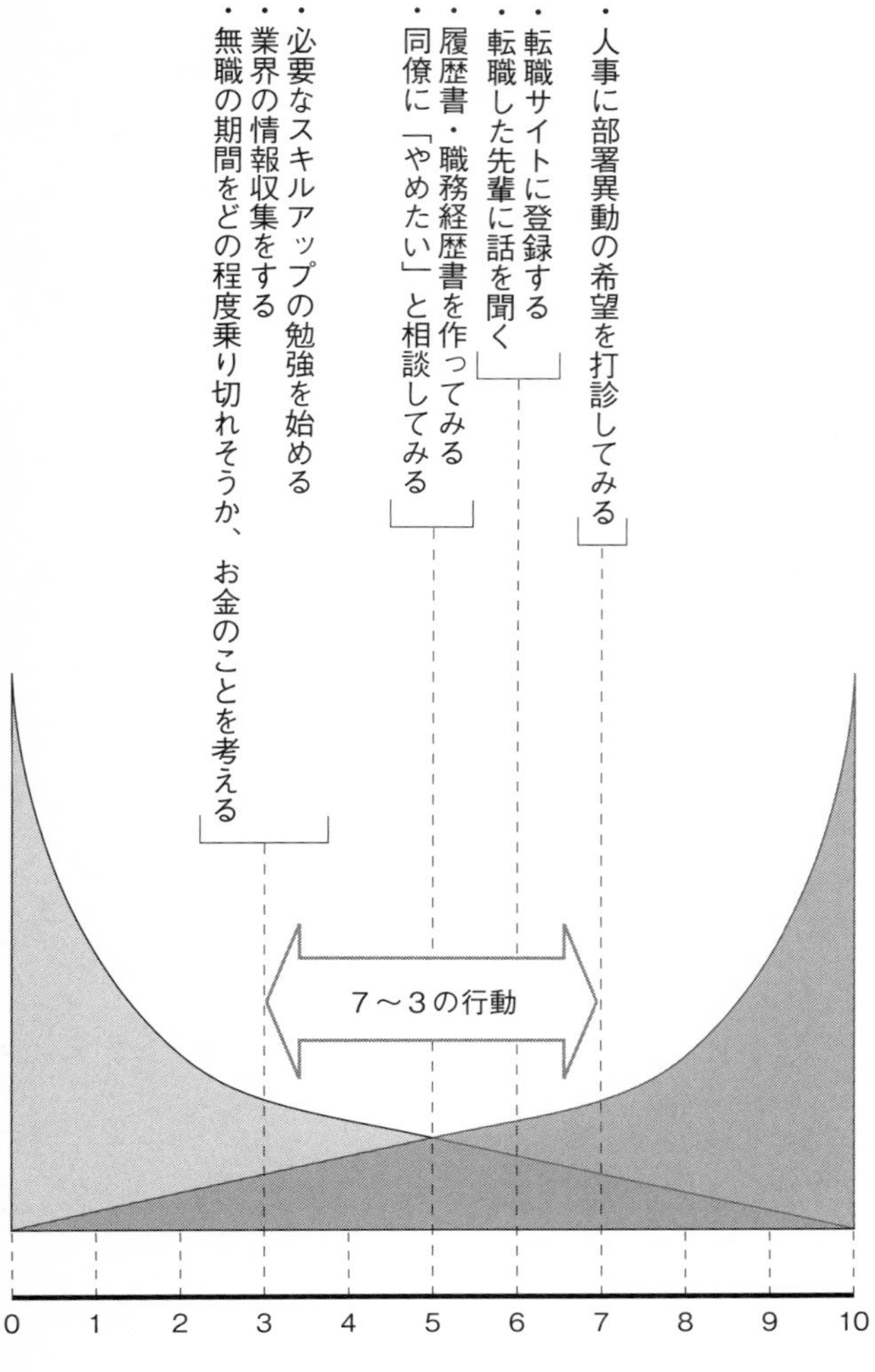

・人事に部署異動の希望を打診してみる
・転職サイトに登録する
・転職した先輩に話を聞く
・履歴書・職務経歴書を作ってみる
・同僚に「やめたい」と相談してみる
・必要なスキルアップの勉強を始める
・業界の情報収集をする
・無職の期間をどの程度乗り切れそうか、お金のことを考える
7〜3の行動
0
1
2
3
4
5
6
7
8
9
10

〈ケース2〉離婚したい

相手と距離を置き、不満を整理してみよう

相手が常に目の前にいる、という状態だと、どうしても感情に圧倒されやすいもの。感情には、気持ちを増幅させたり、視野を狭めたり、結論を飛躍させたりする「感情のイメージ加工」という働きがあることは、すでに説明した通りです（114ページ）。ですから、離婚を考えている時点で、実はかなり偏った仮想現実を見ている可能性があります。

ひとまず頭をクールダウンさせて、今の関係性をおさらいし、離婚後のことも冷静に考えるには、「環境調整」、つまり相手から離れることが最も効果的です。何か用事を作って、2日間ぐらいビジネスホテルに泊まる〝プチ別居〟をするのもお勧めです。

一人で冷静になれる環境を作ったうえで、「質問例」に挙げたような問いを自分に投げかけ、互いの関係性、あなたの思いを全方位から見つめてみましょう。そして、OODAループの原則に従って、「少し行動して、観察する」を繰り返します。

動けないときというのは、「動いた結果がどうなるのか怖い」という気持ちが強く、漠然

とした不安が拡大しています。そんなときには7〜3バランスの小さい数字のほうの目標を設定して、勇気を出して行動してみてください。不安は目に見えないから怖いもの。動けば新しい情報が入ってきて、不安の細部が変わってきます。また、あえて最悪のケースを考えてそれに対する対処法を考えると、不安のサイズを小さくできることもあります。

自らに質問をし、全体を眺めてみると、「ここまでマイナス条件が積み重なっているなら別れたほうがいい」と、行動を進められるかもしれません。離婚する場合は、現実面でも調整が必要な課題がたくさんあります。子どもの親権をどうするか、財産分与、養育費、自分の仕事のプラン、公的援助など、具体的に考えるためにも心を冷静にすることが必要です。子どもが受験を控えているなど、タイミングが悪いならば「決める時期」を決めるだけでも大きな進歩です。その時期まで、淡々とOODAループを回していきます。

離婚した際の「苦労の量」を測ってみて、結婚生活を続けたほうが経済的にも安定するならそちらを選ぶ、という選択をする場合もあるでしょう。その場合にも、「その代わり、これからは相手に言いたいことを言おう。やりたいけど我慢していたことは少しずつやってみよう」など、我慢の物語を「継続可能な新たな物語」に書き換えていきます。

別れるにしても、別れないにしても、新たな物語作りをして、自分で選択した、と思える感覚を持てるようにしたいもの。誰かに強引に物語を変えられた、という思いは苦しみを長期間引きずるもとになります。

第三者に入ってもらい、アドバイスを求める

ＤＶの場合は、相手から離れる、という環境調整が必要です。ただ、これまで経済的に相手に依存していたから動けない、だからこそ離れられないという人も多い。そのようなときには「へそくりを貯める」を目標にしてみます。行動を起こすための目標額を決め、まずはお金を貯めて、心の支えを補強するという作戦です。

暴力や子どもの問題は、自分だけではうまく解決できないことが多いもの。そもそも夫婦関係はいったんもめるとお互いに感情的になり、憎らしさだけが増幅して、対話するべきポイントからどんどん外れてしまいます。現実的には支援者となる第三者（調停員、離婚のテーマの経験値が高いカウンセラーなど）を巻き込むようお勧めすることが多いです。

第三者が入るメリットは、互いの言い分を交通整理できることにあります。お互いに、自分の言いたいことを言い合えると、どこで折り合えるか、という妥協点にたどり着きやす

くなります。幸いにも、世の中はどんどん、カウンセラーにも気軽に相談していい、という流れになってきています。また、すでに別居などをしているときは、最近はビデオ通話ソフトを使って三者で相談することもできます。

相手に不貞があった場合、記憶を思い出すたびに「自分が忘れればいいんだ」と言い聞かせ物語を重ねている人も多いようです。ただ、そのときの記憶は原始人モードで言うと「この人はまた裏切るかもしれないから、覚えておけ」という本能的な働きかけによって残っている、という側面も。不貞の背景には「種の保存」という本能的な欲求もあり、裏切られたことを忘れられないというのも本能なので、冷静に飲み込むのが大変に難しい感情です。夫婦関係というのは、こういう難しさを前提に、互いにいろいろなことを許容し、距離を調整したりして、バランスを取っていくしかない関係性とも言えます。

「人の心の15の特徴」（167ページ）をあらためて読み返すと、相手も完璧ではない、自分だってそうだ、と思えたりもします。自分のことも相手のことも許せるようになると、夫婦でいることの苦痛は和らいできます。反対に、自分も相手も許すことができない、という物語が、崩すことができないくらい強固であるときは、別れるほうが楽になれる、という結論に至ることもあります。

◎新しい物語作りのための質問例

□一番嫌なのは何？
□あなたに対する態度？　子どもに対する態度？
□金銭に対する態度？　それはどんな態度？
□性生活に対する態度？　それはどんな態度？
□コミュニケーションの仕方が嫌？　具体的には？
□自由がないこと、束縛されることが嫌？　本当はどうしたい？
□実家とのつきあいや義父母とのことが嫌？　具体的には？
□ショックな出来事があった？
□あなたの本心を言ったことはある？　そのときの相手の反応は？
□気持ちを伝えたら相手の行動は改善されそう？　その可能性はどれくらい？
□最悪な結果があるとしたら何？
□出会ったころ、どんな魅力を感じていた？
□一緒に生活してきた中で、よかった記憶は？
□あなたが反省していることはある？　変えられるところは？

（図 18）「離婚したい」ときの7〜3バランス（例）

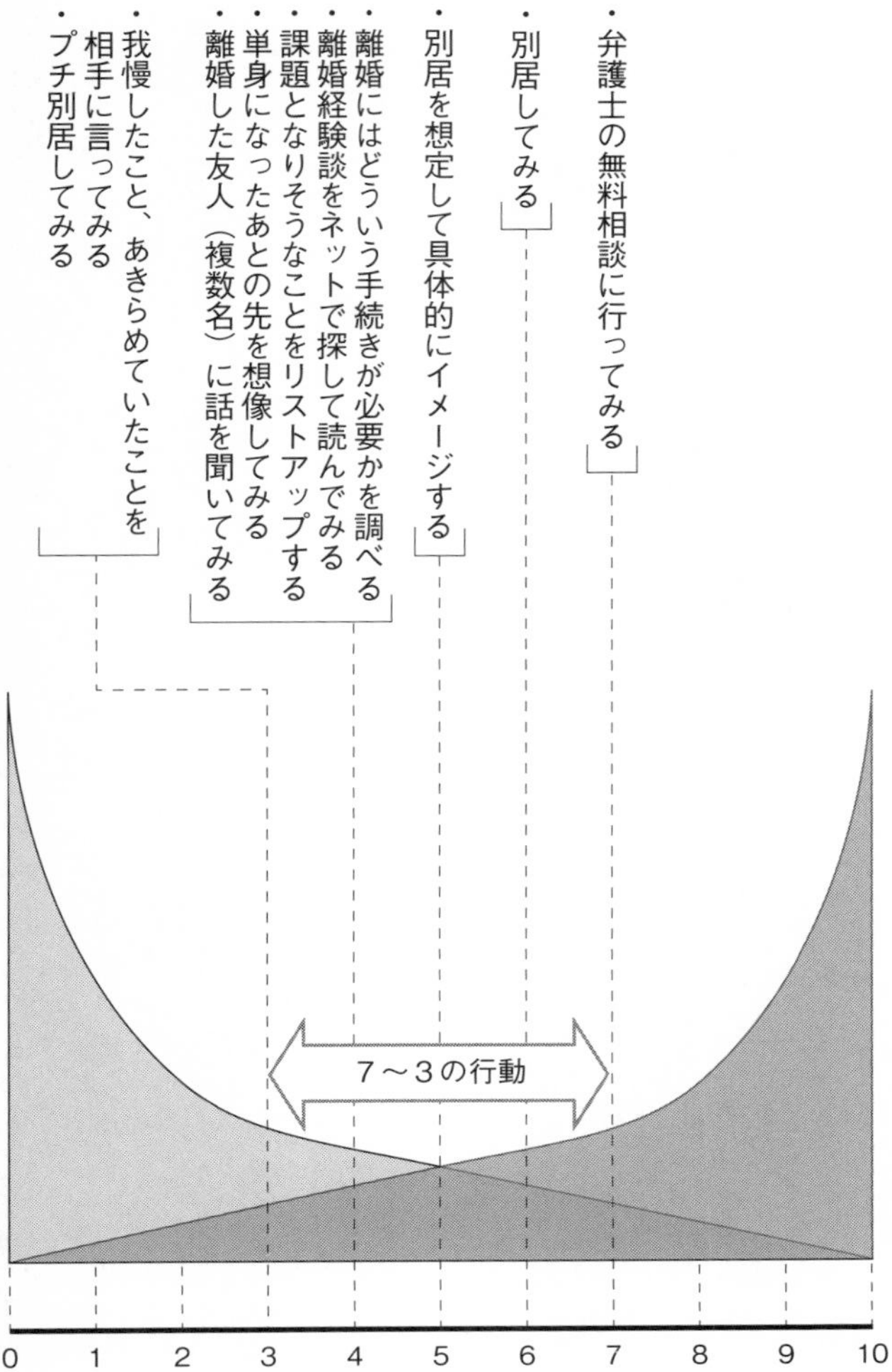
・弁護士の無料相談に行ってみる
・別居してみる
・別居を想定して具体的にイメージする
・離婚にはどういう手続きが必要かを調べる
・離婚経験談をネットで探して読んでみる
・課題となりそうなことをリストアップする
・単身になったあとの先を想像してみる
・離婚した友人（複数名）に話を聞いてみる
・我慢したこと、あきらめていたことを
・相手に言ってみる
・プチ別居してみる
7〜3の行動
0
1
2
3
4
5
6
7
8
9
10

〈ケース3〉夜更かし、食べすぎ、ネットショッピングなどの習慣をやめたい

その習慣のプラス面・マイナス面を取り出してみる

夜更かしする、食べすぎる、ネットショッピング、スマホを見続けてしまうなど、習慣化していることをやめたい、という悩み。これも、それにはまっていない人から見れば「ちょっと我慢すればいいじゃない。意志の問題でしょう?」と軽く言われるようなことかもしれません。仕事をやめたい悩みと異なり、周囲からはその難しさを共感されにくいことも、その人の自信を低下させ、やめることを難しくします。

うつのリハビリの最中に、たばこやアルコールをやめようとする人がいます。うつで休んでいることを利用して、かねてからやめたいと思っていたことにチャレンジするのですが、多くの場合は失敗し、かえって自信を失ってしまいます。

失敗するのは、これらの習慣が本人にとって、重要なストレス対処法になっている場合が多いからなのです。

夜更かしするから仕事中に眠くなり、ミスが増える。食べすぎるからダイエットがうま

くいかない、ネットショッピングでムダ使いしてしまう、スマホを見続けて無為な時間を費やしてしまう。本人は、そのマイナス面を十分に理解しています。だからやめたいと思うのですが、習慣化している行動をきちんとやめるには、現状プラス面のほうも認める必要があります。そうしないと、心全体の民主主義的な会議が開けないのです。

「こんなこと、やめなければいけない」という言い聞かせ物語をかぶせる手を止めて、その行動をすることによるプラス面を見つめてみましょう。あなたがついその行動をしてしまうタイミングを振り返ると、わかるかもしれません。

仕事や人間関係で嫌なことがあった。ぼーっとしていると嫌なことや不安なことばかりをリフレインしてしまう。この思考をちょっと止めたい、というときに、食べすぎたりネットショッピングに気持ちを向けていませんか？　オンラインゲームをし続けたりスマホを見続けるというのも、そのことで気分が高揚したり、ほっとしたりと、何らかの「快」があるので、ちょうどよいストレス対処法になっているのです。高揚感や快に引きつけられ、繰り返し恋愛にはまる人にも、同じメカニズムが働いています。

次に、その習慣を続けていることでどのようなマイナスが生じているのかも、あらためて観察してみます。「悪いことだからやめなければならない」という思い込みだけで悩んでいる人も多いものです。実質的なマイナス面がさほどないのであれば、「現時点ではやめなくてもいいんじゃない？」とアドバイスすることもあります。

一方、マイナス面が大きくなっているにもかかわらず、やめられずに続けてしまう、というときは、「またやってしまった」という経験の繰り返しがボディブローのように利いてきて、本人の自信を低下させます。この苦しみによって、またやりたくなる、という悪循環がループしていきます。

一気に変えようとしないのがポイント

プラス面・マイナス面、いずれも取り出して認めたあとに、大切なことは、「明日から一切やめる」というような大きな変化を伴う行動をしないこと。急ハンドルを切ると、必ず本能からの拒否反応が起こり、失敗します。習慣の場合は、特に「少しずつ」の変化に調節しないと、変えることは難しいのです。

「7～3バランス」で、ちょうどいい目標を作り、OODAループで少し行動、観察を続けます。少しずつなら、だんだん「できた」という回数が増えてくる。最終目標は、「やめること、ゼロにすること」ではなく、「やめられない苦しさをトータルで少なくしていく」ことにあるのです。

はまってしまう習慣は、エネルギーが低下しているときにトラブルになりやすいもの。睡眠を充分に取って、疲労が回復してくると、その習慣に「しがみつき、浮き上がりたい」という欲求が和らぐので、その習慣をしなくても大丈夫だった、という経験が増えてきます。

まずはエネルギーコントロールをすること、少しずつ行動を変えていくこと。このような作戦によって、自信をくじくことなく、ゆるやかにやめていくことができるでしょう。

◎新しい物語作りのための質問例

□どうしてやめたいの?
□どんなときに「やめたい」と思う?
□本当にやめる必要があると思う?
□どういうときにそれをしてしまう?
□それをしているときの気持ちと、あとで感じる気持ちはどんなふう?
□それをやっている自分についてどう思う?

□やらずにすんだことがあった？　それはどんなとき？
□その行動をしたあとの罪悪感を和らげる手段はある？
□どんなときに自分に自信を感じられる？
□これをやめられたら、どんなプラス面がある？
□やめたときのマイナス面はどんなこと？

●夜更かしをやめられない

夜更かしして仲間たちとオンラインゲームをし、明け方に寝るので、仕事に身が入らない、というクライアントがいました。よくよく聞いてみると、仕事が夜10時ぐらいまであり、夕食を食べてお風呂に入り、ゲームをしてほっとする時間を過ごすとようやく寝ようかなという気持ちになる、というのです。睡眠時間を優先すべきなのですが、私はあえてそこは責めません。その人にとっては、ゲームでほっとする時間が、睡眠を取ることと同じぐらい大事な時間だからです。ゲームをしないと、嫌なことや不安なことを考えてしまう。ゲームに集中したり、仲間とつながることで気持ちが高揚することがプラス面なのです。

一方、マイナス面を見てみます。日中、眠くて集中力がなくなること。大切な仕事のミーティングをすっぽかしたこともあると言います。

では、昼寝をするのはどうかと聞くと、昼休みにはゲーム仲間と戦いの作戦をオンラインで練るので、昼寝はできないと言う。「それ、絶対出なきゃ行けないの？　主戦場は夜でしょう？」と聞くと、「確かに仲間への義理は欠くかもしれませんが、昼の会合に出なくてもまあ夜の本戦に出れば大丈夫かもしれません」。そこで、「仕事がはかどらないから、昼は寝ることにする、と宣言してみようか」とアドバイスしました。

こんなふうに、少しずつ対処法を考え、行動します。実際に昼寝をしてみると、「やっぱり調子いいですね」と自信が持ててきた。そして、周囲を見渡すと、仲間もときどきゲームを休んでいることがわかってきた。自分にはゲームを休むという発想がなかったけれど、遅れてきたり、早く上がる人も、風邪で休む人もいて、それぞれがマイペースでやっていることに気づいたと言います。最終的には、3日に1回休む、あるいは1時間早く切り上げる、というふうにして睡眠時間を増やしていきました。

●食べすぎをやめられない

ダイエットしているのに食べることをやめられない、というクライアントが、「また夕べ、タルトを食べてしまいました」と言うので「どれくらいの大きさ?」と聞くと「一人分」と答えます。「それくらい、いいじゃない」と言ってみましたが、本人にとっては、食べたあとの罪悪感が強く、ずっと後悔をしています。もはや、食べることが喜びではなくなっているのです。

食べたいことを我慢しているから、食べるときにも原始人的な感覚になり、飢えを満たすように一気に食べてしまうのでしょう。心地よい満腹感を感じてみよう、おいしく味わおう、食べることを楽しめるようにしてみよう、とアドバイスしました。いつもよりゆっくりと味わって食べることによって、少しずつ食べることへのこだわりが和らいできました。

ただ通常、このゆっくり味わう、ができないことが多いのです。チョコレートひとかけをなめてみて、じっくりと味、香り、口どけなどを意識しながら食べる練習をしてもらうこともあります。

●ネットショッピングをやめられない

ネットショッピングがやめられない、というクライアント。「漫画をたくさん買ってしまう」「必要ないものをまた買ってしまった」というふうに、買ったあとに後悔しています。

カウンセリングでは、その行為を責めずに、「ポチッてするとき、ちょっとウキウキするんだよね。ふだん、ウキウキすることがないから、それはやっちゃうよね。でも、あとになって苦しいなら、ちょっと工夫は必要だよね」と話します。

あなたはがんばって疲れすぎているから、そこでしか心の栄養を補給できない。だから、まずは疲れを取ること。そして、エネルギーを回復して、以前のように仕事に楽しい面を見つけられるようになってくると、ネットショッピングをしなくても大丈夫になってきますよ、とアドバイスします。

「ネットショッピングしてしまうダメな自分」、と自分を全否定する物語を、「疲れて気晴らしにネットショッピングをしてしまうこともある自分」というふうに書き換えていくのです。

（図19）「さまざまな習慣をやめたい」ときの7〜3バランス（例）

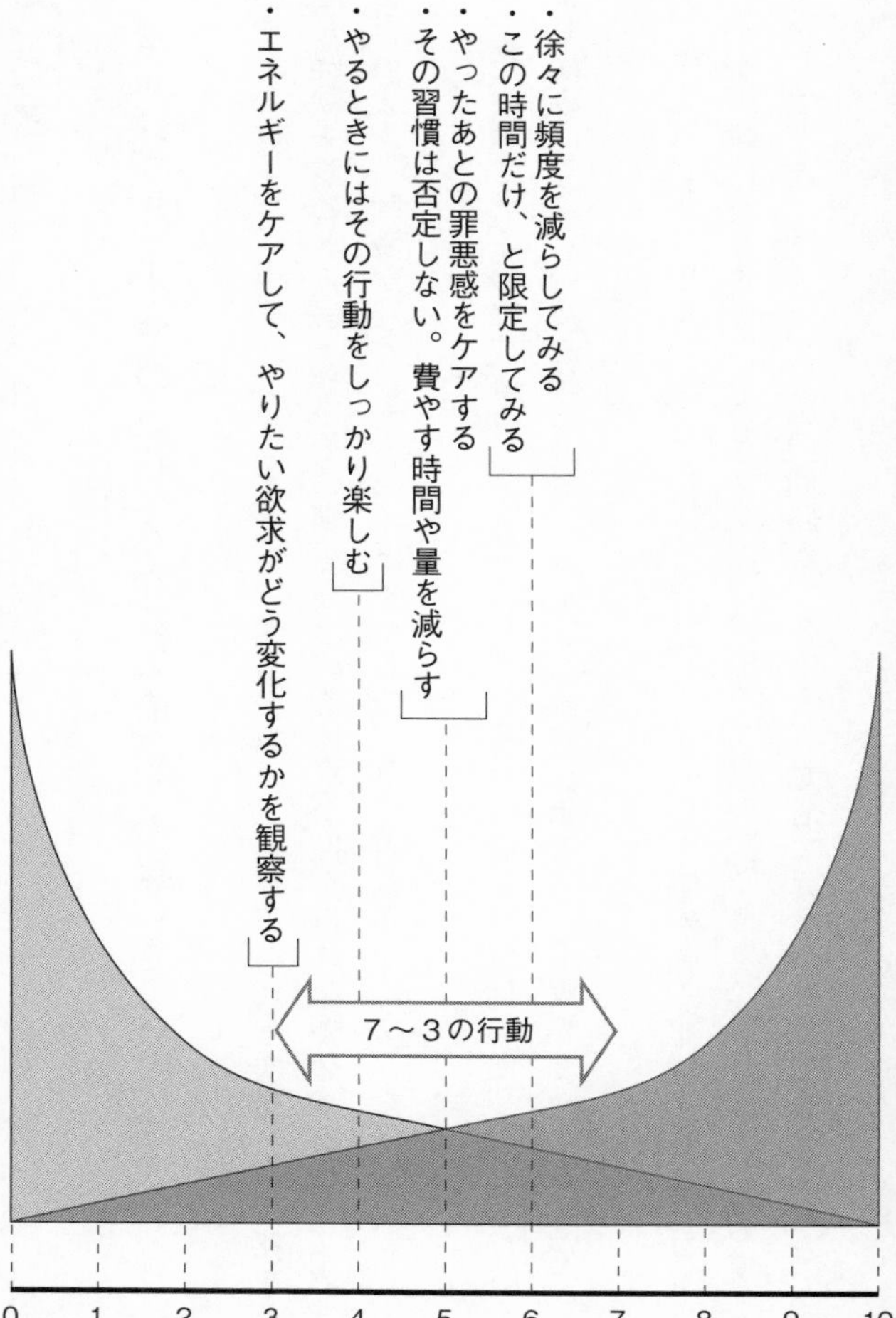
・徐々に頻度を減らしてみる
・この時間だけ、と限定してみる
・やったあとの罪悪感をケアする
・その習慣は否定しない。費やす時間や量を減らす
・やるときにはその行動をしっかり楽しむ
・エネルギーをケアして、やりたい欲求がどう変化するかを観察する
7〜3の行動
0
1
2
3
4
5
6
7
8
9
10

COLUMN

お酒、ギャンブル……やめられなくなる「依存」の難しさ

薬物やアルコール、ギャンブルのように、ある行為によって得られる快感、高揚感を繰り返し経験することによって、その刺激を求める欲求が抑えられなくなることを「依存」と言います。刺激がなくなると、イライラしたり落ち着きがなくなったりしてしまいます。

疲労がたまっているのに仕事にしがみついてしまう、自信を回復しようとして激しい運動にしがみつく、といった行為は、エネルギーが回復すると、手放していくことができます。

一方、例えばアルコールの場合、何度も経験し、その快を脳が強く記憶すると、コントロールが困難になります。そもそも人間は快楽の方向に動くようにできているので、「不安感→飲酒→快感」という脳の回路ができると、意志ではその行動を止められなくなるのです。

周囲の人は、そういう人に対して「あの人は意志が弱い」と言いますが、それは依存症の本質を理解していないためです。そういう人に、私はこのような説明をします。

「あなたが誰かから『水はすごく有害なものだから飲んではいけない』と言われたとします。でも、あなたは自分は水を飲んでも大丈夫なことを知っているし、飲みたいと思う。夏の暑い日、飲んではダメと言われているけれど、喉が渇いて水のことしか考えられなくなってくる。喉はカラカラだ。目の前に水がある。なのに飲まないということは、死んでしまうことを意味する。だからコントロールできないのです」と。

街を歩けばコンビニでビールを売っているし、電車やテレビでもビールの広告があふれて、本人を刺激してきます。「飲みたい」という思いを刺激してくる環境の要因も大きい。アルコール依存症の人にとって入院することが効果的なのはこのためです。

本人も現実的には飲まないでやっていきたいので、「絶対にやめる！」とアルコールを中断します。ところが、脳に一度できた回路は断酒しても存在しているので、たとえ20年間断酒に成功していても、飲みたい気持ち、欲しい情熱は変わりません。だから、一口飲むとまた、アルコール依存は復活してしまうのです。

やめられなかった本人は、周囲の人から失望や攻撃の目にさらされます。これも、苦しい。なんて自分はダメなんだろうと自信が低下し、ストレスが大きくなり、飲みたい欲求が強まるのです。

現在、日本国内にも、定期ミーティングを通じて互いの経験を分かち合う自助グループ組織が存在します。そこでは、アルコール依存症経験者や医師、セラピストなどが関わりながら、ディスカッションします。アルコールを飲みたいと思い失敗してしまっても受け入れられることで「失敗しても見捨てられない。またやっていけばいい」と思える経験を積み上げ、アルコールから距離を取ることを目指しています。

リストカットを繰り返す人に対しても、私は「やめなさい」とは言いません。リストカットすることによるプラス面を本人は(無意識に)感じているからです。なのに頭ごなしに「やめるべき」と迫るのは、その人にとっての大切な感性を無視していることになります。切ることですっきりする自分もいる。一方で、やめたい自分もいる。このときも「7~3バランス」と「OODAループ」の出番です。

見えないところを切るのはどうか? 難しい。ならば、赤ボールペンで同じところをたどってみる。氷で冷やしてみる、など。いろいろなやり方を試して、その結果を観察することで、少しずつその行為を手放していくのです。

アルコールも、依存までは至っていないけれど、お酒なしには生きていけないなぁ、と思っている人はたくさんいます。体を壊したくない、依存にもなりたくない、でもやめられない、というときには、「できるだけ人生の中で、健康においしく長く飲むための作戦を立てる」というやり方もあります。好きなお酒をせめて70歳まで飲み続けられるように、アルコール以外の楽しみを見つけつつ、アルコールの優先順位を少し下げてみる。これも、「新たな物語作り」の1つです。

〈ケース4〉習い事をやめたい

少し行動してみることで、自分の心が見えてくる

習い事など趣味で続けていたことをやめたくなることもあります。

仕事や離婚、依存症などと比べて深刻度は低いものの、頻度が高い悩みです。このようなテーマは、「やめる・やめない問題」について向き合うのに、ちょうど取り組みやすいサイズのテーマと言えます。

「いったん始めたことは続けなければいけない」という言い聞かせ物語があるなら、それは手放していいでしょう。そのためには、まずその習い事の好きな部分、つまりプラス面を取り出してみます。

そのプラス面は、できること、上達すること、一番になれること、仲間ができること、褒められることでしょうか。それがあなたの「ゴールデンファイル」を満たすものであるときは、習い事を続けるプラス面は大きいでしょう。

一方、「やめたいな」と思う理由、マイナス面は何でしょう。

体力が低下してきて、疲れを引きずるようになった、なかなか進歩しないので自信が低下し始めた、など。続ける楽しみよりもマイナス面が大きくなっていないでしょうか。

また、やめると先生や仲間に申し訳ないから、という罪悪感だけで続けているなら、「続ける」ことによる苦痛は強まるばかりです。「やめる」も「続ける」も苦痛であるなら、「決める時期を決める」のもいいでしょう。しばらくやめてみる、などの限定付きの行動をして、自分の気持ちを動かして観察します。お休みの間、興味があるほかの趣味に目を向けてみるのもいいかもしれません。やったことがないものだけど、心惹かれるものに出会えるチャンスかもしれませんし、比較することによって、今の趣味のプラス面・マイナス面が鮮明になることもあります。

趣味の世界は、手放すのも広げるのも自由、誰にとがめられるものでもありません。オンラインで住む場所や時間を超えてつながることができるチャンスも増えています。狭い思考でなく、自由にこれからのことを考えてみましょう。

◎新しい物語作りのための質問例

□どうしてやめたいと思うの？

□やっていて、つらいことはどんなこと？
□やっていて、うれしいことはどんなこと？
□やめたいと思うきっかけはあった？
□その習い事で、あなたはどんなプラス面を感じる？
□そのプラス面を得られるほかの選択肢はありそう？
□やめると申し訳ないと思っていない？
□それは本当にそうなの？　思い込みではない？
□ほかに興味を持っていることはある？
□それに取り組んでみる手段はありそう？

（図20）「習い事をやめたい」ときの7〜3バランス（例）

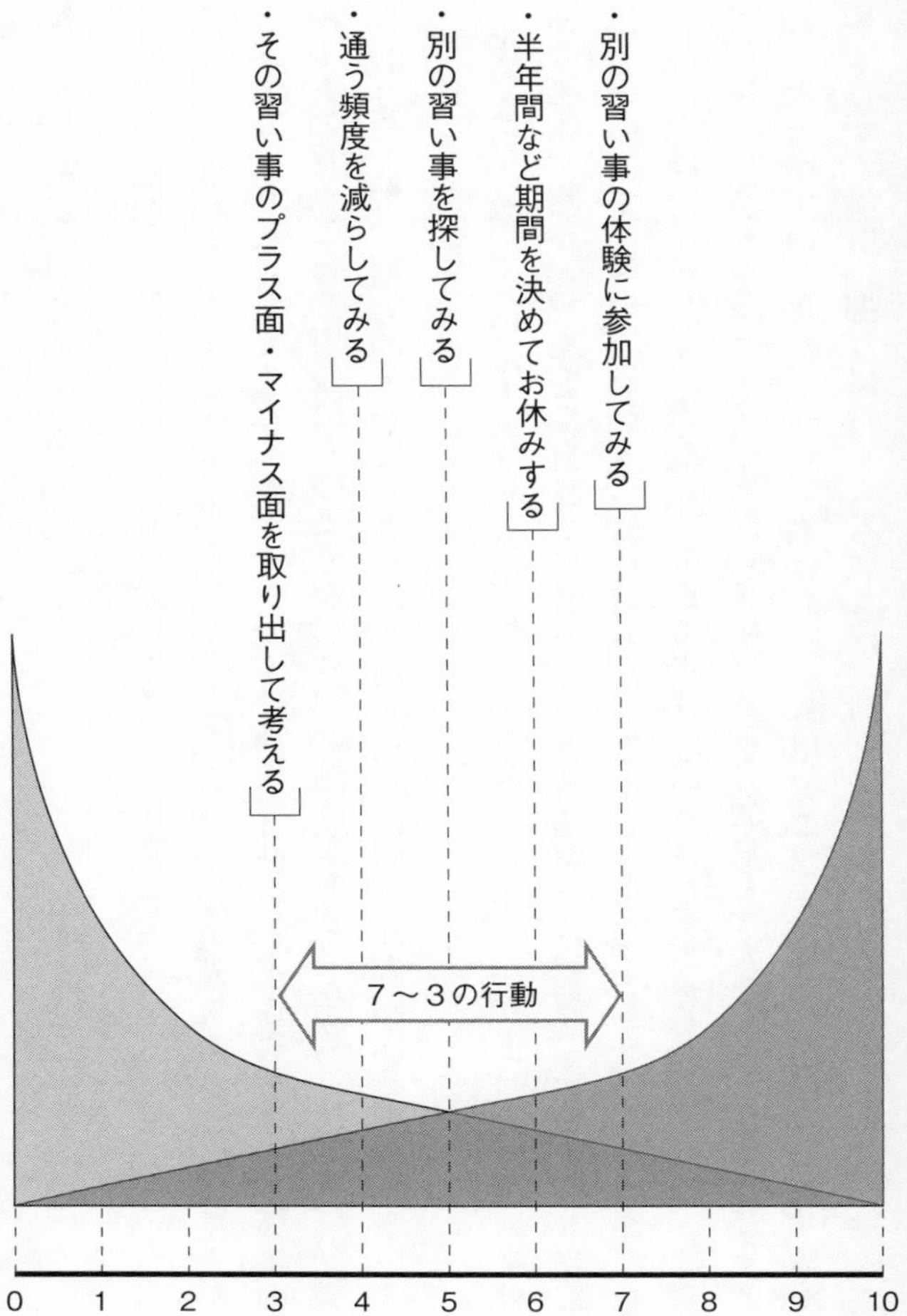
・別の習い事の体験に参加してみる
・半年間など期間を決めてお休みする
・別の習い事を探してみる
・通う頻度を減らしてみる
・その習い事のプラス面・マイナス面を取り出して考える
7〜3の行動
0
1
2
3
4
5
6
7
8
9
10

最終的に、「やめられなくてもいい」

「やめる・やめない問題」について、一冊を通して考えてきました。

「やめる・やめない問題」は、人生にとっての一大クライシス。順風満帆のときには見えなかったことがありありと見えてくるタイミングです。理性では、行くべき道が見えているのに、そのルートに行くことを阻む磁力のような無意識の働きがある。なぜ、行けないのか。そこに向き合うことで、磁力の力をほどよくゆるめて新たに向かう方向性を定めるという「物語作り」ができるのです。

やめる・やめないで悩んでいる人の苦しみの質は、当事者にしかわかりません。選択権はあなたにあります。だから、あなた自身で、じっくりと時間をかけて新たな物語作りに取り組んでほしいのです。気づかないうちに見落とし、無視していた「どうありたいか」を自分に問い、その問いに対して、素直に、丸裸の本音で向き合ってください。

この世界には、いろいろなタイプの人がいます。強みも弱点も、人それぞれ異なります。

地面を掘ったら水が出てきた。やがて水はもう染み出てこなくなった。そのとき、早々にあきらめてほかの場所に掘りに行く人もいれば、同じ場所をとにかく深く掘り続ける人もいます。すぐにあきらめる人とあきらめない人が少数派で、大多数はほどよいタイミングであきらめる。このような正規分布は、自然界や人間の行動、性質などでも共通して存在します。あきらめられない自分はこの少数派に位置するんだな、と思うのもありです。

繰り返しお伝えしますが、「やめることが目的」ではありません。本書でお伝えしたかったのは、「心のリセット方法」です。人生で深く悩むときは、リセット、そしてアップデートのチャンスなのです。

まず、エネルギー、自信、不安をケアします。次は葛藤を解きほぐしながら自分をより深く知る旅です。「やめる・やめない」という両極の天秤に、知らないうちに積み重ねてきた無意識の思い込み、物語の存在にまず気づくこと。そして、その物語をいったん手放して、行動して、自分を観察してみる。天秤をゆるやかに動かしてみるのです。そうして感じるそれぞれのプラス面・マイナス面を客観的に整理することで、自分の本質である「ゴールデンファイル」が見え、新しい物語が生まれてきます。

このプロセスは、これからの人生で遭遇するすべての岐路において、あなたを支えてくれるでしょう。失敗しても挫折しても大丈夫です。そのたびにリセット、アップデートすればいい。自信を持って冒険を続けてください。

青春新書
INTELLIGENCE

こころ涌き立つ「知」の冒険

いまを生きる

"青春新書"は昭和三一年に――若い日に常にあなたの心の友として、その糧となり実になる多様な知恵が、生きる指標として勇気と力になり、すぐに役立つ――をモットーに創刊された。

そして昭和三八年、新しい時代の気運の中で、新書"プレイブックス"にその役目のバトンを渡した。「人生を自由自在に活動《プレイ》する」のキャッチコピーのもと――すべてのうっ積を吹きとばし、自由闊達な活動力を培養し、勇気と自信を生み出す最も楽しいシリーズ――となった。

いまや、私たちはバブル経済崩壊後の混沌とした価値観のただ中にいる。その価値観は常に未曾有の変貌を見せ、社会は少子高齢化し、地球規模の環境問題等は解決の兆しを見せない。私たちはあらゆる不安と懐疑に対峙している。

本シリーズ"青春新書インテリジェンス"はまさに、この時代の欲求によってプレイブックスから分化・刊行された。それは即ち、「心の中に自らの青春の輝きを失わない旺盛な知力、活力への欲求」に他ならない。応えるべきキャッチコピーは「こころ涌き立つ"知"の冒険」である。

予測のつかない時代にあって、一人ひとりの足元を照らし出すシリーズでありたいと願う。青春出版社は本年創業五〇周年を迎えた。これはひとえに長年に亘る多くの読者の熱いご支持の賜物である。社員一同深く感謝し、より一層世の中に希望と勇気の明るい光を放つ書籍を出版すべく、鋭意志すものである。

平成一七年

刊行者　小澤源太郎

著者紹介

下園壮太〈しもぞの そうた〉

1959年鹿児島県生まれ。メンタルレスキュー協会理事長。防衛大学校を卒業後、陸上自衛隊入隊。初の心理幹部として多くのカウンセリングを手掛ける。その後、自衛隊の衛生科隊員（医師、看護師、救急救命士等）やレンジャー隊員等に、メンタルケア、自殺予防、コンバットストレス（惨事ストレス）コントロールの指導、教育を行う。2015年8月に定年退官。現在は講演や研修、著作活動を通して独自のカウンセリング技術の普及に努めている。『心の疲れをとる技術』『50代から心を整える技術』（朝日新聞出版）など、著書多数。

自衛隊《じえいたい》メンタル教官《きょうかん》が教《おし》える
心《こころ》をリセットする技術《ぎじゅつ》

青春新書
INTELLIGENCE

2021年2月15日　第1刷

著　者　下《しも》園《ぞの》壮《そう》太《た》

発行者　小澤源太郎

責任編集　株式会社プライム涌光
電話　編集部　03(3203)2850

発行所　東京都新宿区若松町12番1号 〒162-0056　株式会社青春出版社
電話　営業部　03(3207)1916　振替番号　00190-7-98602

印刷・中央精版印刷　製本・ナショナル製本

ISBN978-4-413-04612-1